橋本直樹

日本の食が危ない

大人の食育百話

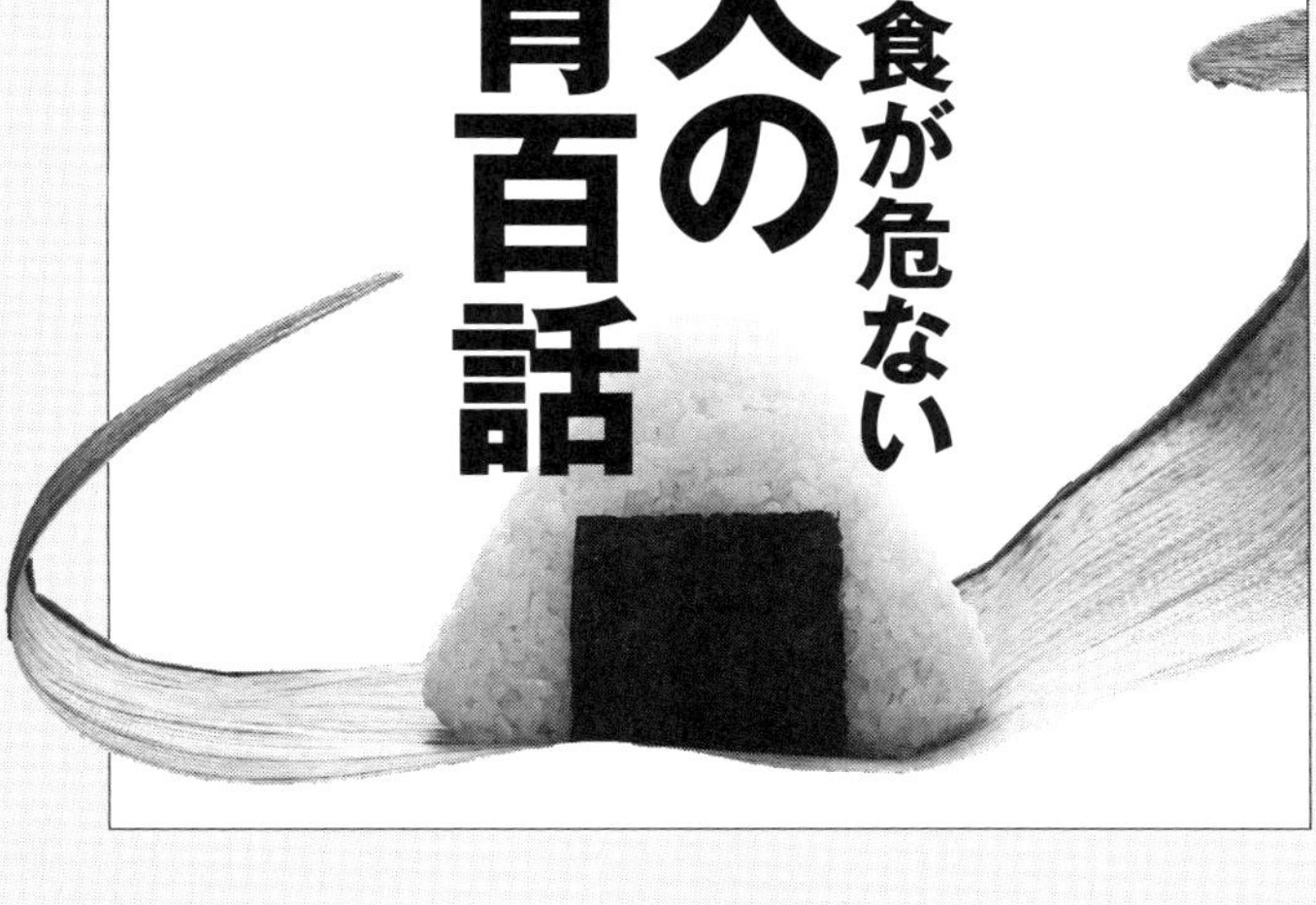

筑波書房

イラスト●津 真也
ブックデザイン●Zapping Studio

❖目次

第2部 石油漬けの食生活をしている

第4部　豊かで便利になり過ぎた食生活

第5部　健康に良い食生活ができていない

はじめに
食べることの有難さを忘れた

日本人の歴史、1万年を通じて、なに不自由なく食べることができるようになったのは50年ほど前からのことである。私たちはかつて経験したことがないほどに豊かで便利な食生活をしている。スーパーマーケットには全国各地の食材、海外から輸入した食料が溢れていて、誰でも食べたいものが欲しいだけ食べられる。それなのに、私たちの食生活は健全な状態にあるとは言いにくく、考え直すべき多くの問題を抱えている。どのようなことか例を挙げてみる。

食料が国内で自給できなくなり、足りない食料を大量に海外から輸入しているのに、その3割は使い残して捨てられ、食べ残して捨てられている。主婦が食事ごしらえをして、家族そろって食卓を囲んで楽しく食事をすることは忙しい生活の片隅に追いやられた。親と一緒に食事をしていない子供が増え、郷土料理やおふくろの味が忘れられていく。加工食品や外食に頼るなど他人任せの食事が多くなり、農薬や食品添加物が使われてはいないかと心配をしなければならない。中高年者は食べ過ぎてメタボ肥満、そして生活習慣病になり、若者は忙しいと朝食を抜き、中食、外食に頼っているので栄養が不足気味である。

このように私たちの食生活はあまりにも豊かになり、便利になり過ぎ、人任せになって、どこかおかしくなってしまっている。食料が豊かにあり、だれでも欲しいだけ食べられるようになったのはとても良いことなのであるが、いつしかそれが当り前のこととなり、とくに有難いとは思わなくなった。そして、食事をきちんと摂ることを疎かにして、食物を粗末にするようになったことが、わが国の食料事情をすっかりおかしくしてしまったのである。

日本の「食」はどこをどのように直せばよいのか真剣に考えなければならない時期である。そこで、健全な心身を培い、豊かな人間性を育むためには、正しく食べることが重要であり、食物と農業を大切にすることが必要であることを、学校で教え、職域、地域で学習する国民運動「食育」が始まった。

本書では、食料の生産と輸入、安全な食品の選び方、健康に暮らす食生活などについて、知っておきたい知識を選んで、1題、800字の読み切りで分かりやすく100題を解説してみた。誰でも知ってはいるが、誰もがおかしいとは思っていないことばかりである。

1日に1話ずつ読んでいただければ、この1冊で日本の「食」の憂慮するべき現状がすべてわかる。

第1部

日本の食料がおかしくなっている

【第１話】輸入食料がこんなに多い

日本人が1年間に食べる食料は約1億２０００万トンであるが、そのうち５８００万トンは外国からの輸入である。

スーパーマーケットで輸入食料を探してみると、野菜や果物、鮮魚など生鮮食料品には売場に原産地が表示されているから、輸入品はすぐに見分けられる。野菜は輸入品が19％、果物は59％、魚介類は47％が輸入品である。

パンやうどん、スパゲッティ、サラダ油などの加工食品は国内メーカーが製造したものだから国産だと思っている人が多い。ところが、原料に使用した小麦の86％、大豆の95％、トウモロコシは１００％が輸入品なのである。牛肉は国産肉が43％を占めているが、牛を飼育する飼料は90％が輸入穀物であるから、飼育したのは国内であっても肉は輸入同然である。

うどん屋で天ぷらうどんを注文すると、うどんとてんぷらの衣に使った小麦粉にはアメリカやカナダ産の小麦が使用されている。揚げ油の原料は輸入大豆とトウモロコシである。だし汁に使われた醤油も同様にアメリカ産の大豆が原料である。エビはインドネシア、インド、タイからの輸入が多く、国内産は６％に過ぎない。今や、天ぷらうどんも外国製である。

　食料全体でみれば輸入食料はどのくらいあるのであろうか。米、肉、魚、野菜などを一緒にして重量で比較してみると国産50、輸入50になるが、それを食品カロリーに直して「総合食料自給率」を計算してみると40％になる。つまり、国民が食べている食料は国内の農業、漁業、畜産業では40％しか生産できていない。だから、足りない60％の食料は海外から輸入して豊かな食生活を送っているのである。

天ぷらうどんの材料の生産国

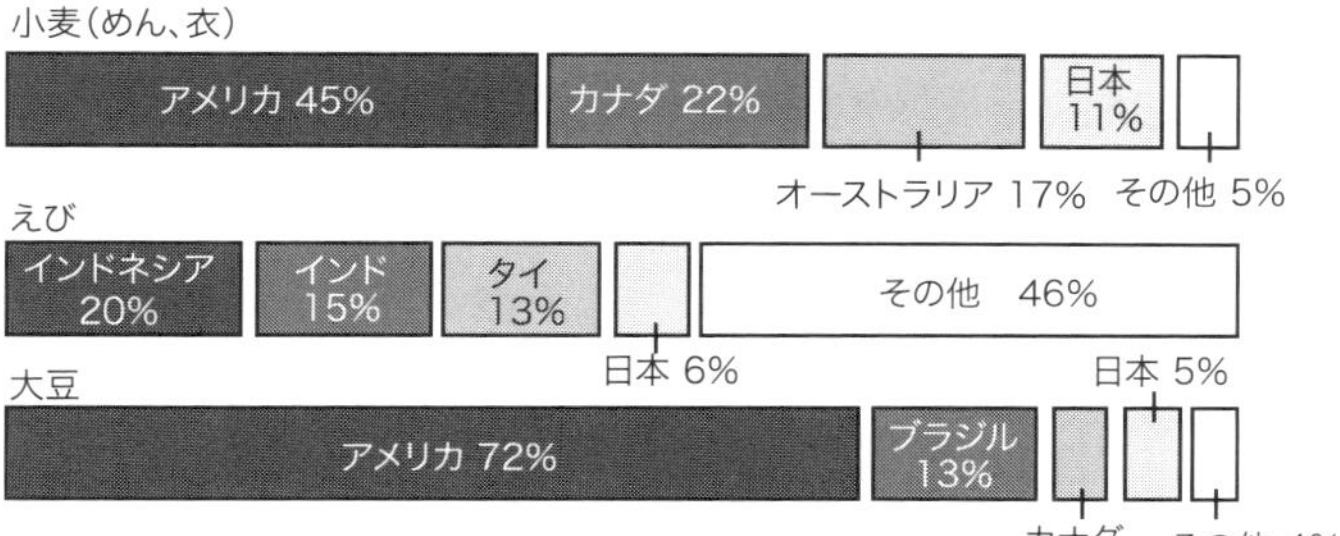

財務省、貿易統計、平成13年による

【第2話】

食料自給率が先進国では最も低い

日本では国民が食べる食料の40％しか国内で生産することができない。もし、世界規模の戦争が起きて外国からの食料輸入が完全にストップすると、われわれの食事はどのようなものになるだろうか。朝食はご飯を1杯と漬物、昼はふかしイモを3個、夕食はご飯1杯、焼き魚1切れになり、味噌汁は2日に1杯、卵は7日に1個、牛乳はコップ1杯しか飲めないことになる。これでは、1日に摂れる食品カロリーは1760キロカロリーしかない。成人男子が日常生活をするには1日、約2500キロカロリーが必要であるから、国民は飢餓寸前になる。

日本の食料自給率が先進国で最も低いのは、農地が狭く、人口が多いからである。日本の農地面積は約500万ヘクタール、人口は

輸入がストップしたらこれだけしか食べられない

【朝食】	【昼食】	【夕食】
●茶碗１杯（精米 75g）	●焼き芋２本（さつまいも２本・200g）	●茶碗１杯（精米75g）
●粉吹きいも１皿（じゃがいも2個・300g）	●ふかしいも（じゃがいも１個・150g）	●焼き芋１本（さつまいも１本・100g）
●ぬか漬け１皿（野菜90g）	●果物（りんご1/4・50g）	●焼き魚１切れ（魚の切り身84g）

１億２７００万人であるから、一人当りの農地は僅かに４アール（１２１坪）に過ぎない、郊外の小住宅一戸の敷地ほどの狭い畑で１年分の食料が自給できるわけがない。アメリカは一人当りの農地が１４２アールもあるから、食料が余って輸出をしているので自給率は１２８％である。イギリスやドイツでも農地は一人当り25アールぐらいあるから自給率は80％前後を確保できている。

日本で食料を完全自給するためには、国内農地５００万ヘクタールのほかに、さらに１２００万ヘクタールが必要になる。国内の農地を全て３階建てにして使っても追いつかない。だから、日本は食料自給率が40％と低くても当然であり、イギリスやドイツ並みに自給することはとても無理である。

そこで、多量の食料を輸入するのは仕方がないのであるが、手に入れた食料は無駄なく、有効に使うことをどこの国よりも真剣に考えなければならない。ところが、私たちのわがままな食生活が貴重な食料をずいぶん無駄にしているのである。

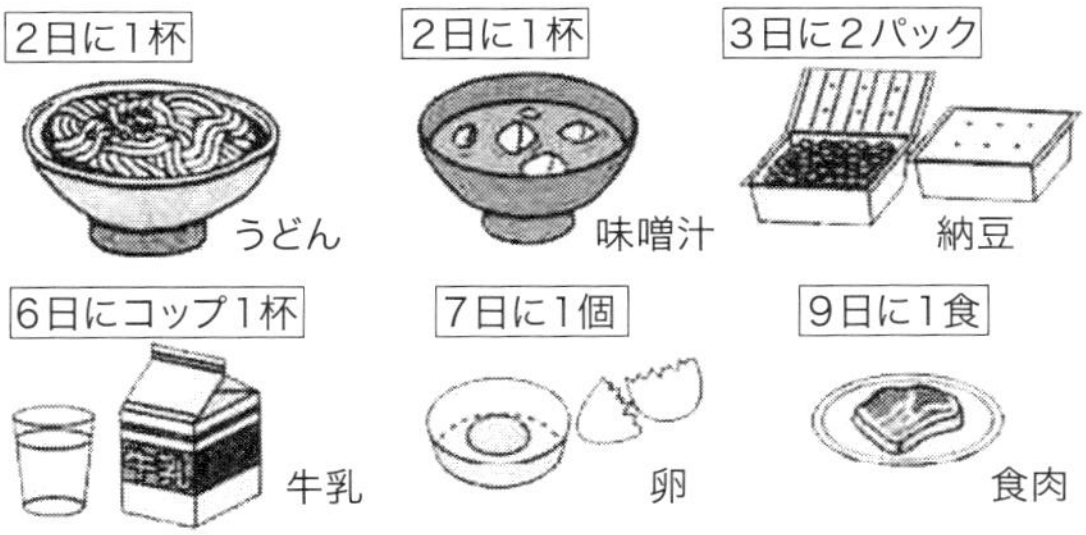

農林水産省パンフレット「いざという時のために　不測時の食料安全保障について」より

【第3話】

狭い農地では肉料理、油料理は食べられない

食料自給率が低いのは困ったことではあるが、食料自給率の数字にこだわりすぎても意味がない。たとえば、戦争が起きて食料輸入が完全にストップしたら日本は飢餓状態になるが、自給率は100%である。また、アフリカ諸国では10億人が飢えているが、自給率は100%に近い。経済的に貧しくて輸入食料が思うように買えないからである。このような状態で自給率の数字だけが100%であっても意味はない。

問題にしなければならないのは40%という数字ではなくて、40%しか自給できない理由である。

国内の農地が狭いことは戦前、戦後ともに変わりがないが、それでも昭和40年ごろまでは食料自給率は70%以上を確保できていた。パンにする小麦、飼料用のトウモロコシ、油を絞る大豆などは輸入していたが、米、魚、卵、野菜、果物などは国内で増産をして自給していた。ところが、それ以降、人口が3割も増え、収入が増えて食事内容が急速に洋風化して肉料理、油料理を多く摂るようになったために、国内で生産できる食料だけでは足りなくなり、多量の食料輸入が始まったので

食料自給率が急速に低下し始めた。

食肉や食用油を生産するには多量の穀物や大豆が必要になる。牛肉1キログラムを生産するには肉牛にトウモロコシを11キログラム食べさせなければならない。豚肉であれば7キログラムが必要である。大豆油1リットルを絞るには大豆5キログラムが必要である。そのまま食べれば11人が暮らせるだけのトウモロコシも、牛肉に変えて食べれば1人分の食料にしかならない。国内には飼料用のトウモロコシや大豆を大量に栽培する農地はないから、全てを海外から輸入しなければならなくなったのである。つまり、50年前なら3人で食べていた米や大豆を、今はステーキやフライに変えて1人で食べてしまうのだから、国内で生産できる食料だけでは足りなくなるのは当然である。

狭い国土で多くの人間が豊かな食事をすれば食料自給率が40％になるのはやむを得ないことだから、不足する食料を海外から上手に輸入して、無駄なく有効に利用することを考えなければならない。ところがそれが出来ていない。

【第4話】

家庭料理のカロリー自給率

私たちが家庭で食べている食事は和食、洋食、中華食の混成メニューである。日常よく食べる料理について、国産食材がどのくらい使われているかをカロリー換算で計算してみた。同じ料理でも、料理のレシピは家庭ごとに違うから、あくまでも平均的な数値であると考えてほしい。

●和食メニュー

ぶりの照焼（96％）、鯖の竜田揚げ（89％）、握り鮨（75％）、ほうれん草のおひたし（72％）、親子丼（71％）、寄せ鍋（67％）、おでん（65％）、野菜の煮しめ（54％）、湯豆腐（35％）、肉じゃが（29％）、焼き鳥（26％）、すき焼（24％）

●洋食メニュー

ピラフ（73％）、カレーライス（57％）、鮭のムニエル（47％）、ロールキャベツ（31％）、クリームシチュー（28％）、グリーンサラダ（20％）、スパゲッティ・ナポリタン（17％）、卵とハムのサンドイッチ（15％）、ピザ（15％）、ハンバーグ（14％）、とんかつ（9％）、鶏肉から揚げ（8％）

●中華メニュー

チャーハン（36％）、キャベツと豚肉の炒め物（20％）、春雨サラダ（17％）、麻婆豆腐（16％）、餃子（15％）、シューマイ（15％）、青椒肉絲（15％）、カニ玉（15％）、ラーメン（14％）、酢豚（13％）、焼きそば（12％）

１日に２１００キロカロリーを摂るのに、洋食党と和食党ではどのくらい自給率が違うのか、計算してみよう。

洋食党が朝食に食パン２枚、オムレツとサラダに紅茶、昼食にスパゲッティ・ナポリタン、クリームシチューとサラダ、夕食にステーキ、サラダとガーリックライスを食べると、摂取したカロリーは２１９６キロカロリー、自給率は28％と低い。

和食党は朝食にご飯、卵焼き、納豆、焼き海苔と味噌汁、昼食は天丼に味噌汁と漬物、夕食には鯵の塩焼き、青菜の胡麻和え、ジャガイモの炒め煮とご飯と味噌汁。これで２１４４キロカロリーになる。洋食党と比べて摂取カロリーは同じだが、自給率は高く63％である。

日本人の食事と食料自給率

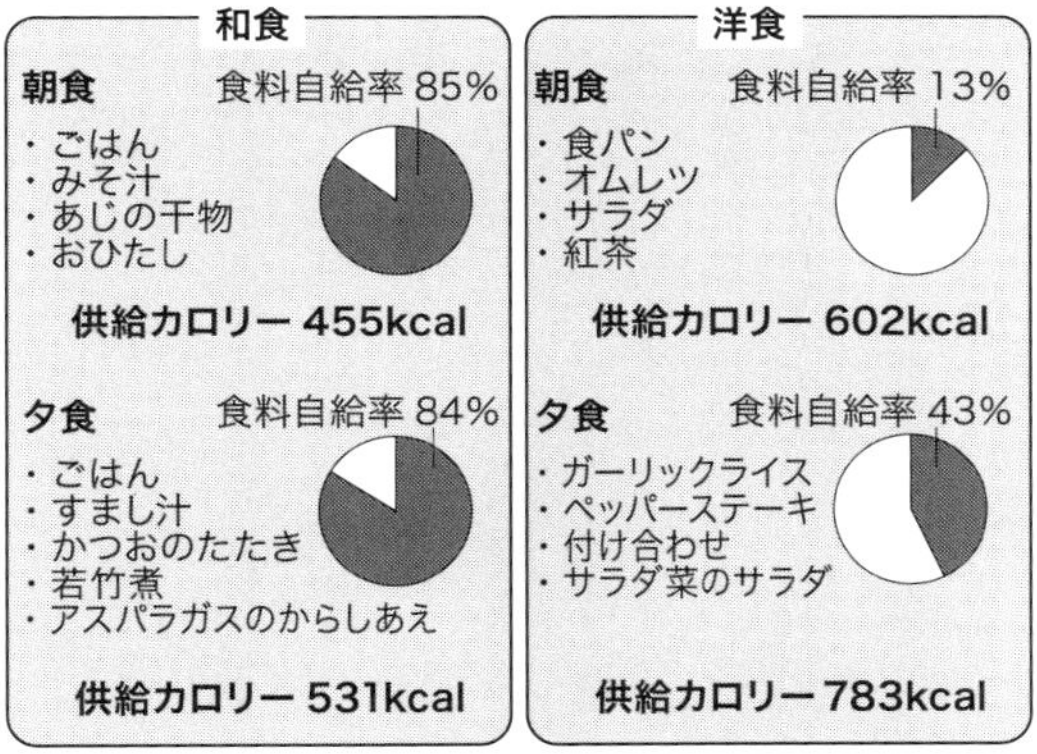

農林水産省試算。朝日新聞平成 20 年7月 12 日紙面より

【第５話】ご飯を食べれば自給率が回復する

米はわが国の主食であり、国内で唯一、十分に自給できる貴重な食料である。ところが、米の消費量は昭和38年には１３４１万トンであったが、その後、減少し続けて平成19年には７８４万トンになった。一人当たりでみれば、多いときは年間、１１７キログラムを食べていたのに今では61キログラムに半減している。１日にすれば１６７グラムだから、ご飯なら茶碗に２杯強である。因みに米どころのラオスやベトナムでは１日に４５０グラムも食べている。

米の消費がこのように減った原因はパン食が普及したことと、副食に肉料理、油料理などを多く摂るようになったからである。その結果、栄養素の摂取バランスが良くなり、国民の体位は向上し平均寿命が延びたのである。ところが、最近では肉や油の摂り過ぎになり、中高年者に肥満が倍増し生活習慣病が蔓延するようになった。

日本人の食事の栄養バランスが理想的であったのは25年前であり、肥満や生活習慣病は少なかった。ご飯やパンなどの主食でカロリーの半分近くを摂り、副食に魚や野菜を多く食べていた当時の食事は理想的な健康食だと国際的にもてはやされていた。そこで、肥満と生活習慣病を予防するために、肉や油を摂りすぎている現在の食事を改め、ご飯をもっと食べていた25年前の食事に戻したらどうなるであろうか。

25年前の食事でも内容は現在と大きくは変わらない。現在、1日に茶碗3杯に減っているご飯を当時と同じ4杯に増やし、その分だけ輸入小麦で作ったパンや麺を減らすと、米の消費量が37グラム増えるから食料自給率が45％に回復する。さらに、月に4回食べている肉料理を当時と同じ3回に減らし、油料理も1割ほど減らせば、自給率はさらに5％回復して50％になる。このように、消費者が自分の健康管理のために食生活を少し見直すだけで、食料自給率は50％に回復するのである。ちなみに、25年前の自給率は50％だった。

豊かになった食事が食料自給率を低下させる

ご飯	牛肉料理	魚介類	牛乳	植物油	野菜／果実
●昭和40年当時　食料自給率 73％（カロリーベース）					
1日5杯	月1回	1日 80g程度	週に2本（牛乳瓶）	年に3本（1.5kg ボトル）	1日300g程度（重量野菜多い） 1日80g程度（リンゴが3割）
●昭和62年当時　食料自給率 50％（カロリーベース）					
1日4杯	月2-3回	1日 100g 程度	週に4本（牛乳瓶）	年に8本（1.5kg ボトル）	1日310g程度（緑黄色野菜増加） 1日110g程度（ミカンが3割）
● 平成19年　食料自給率 40％（カロリーベース）					
1日3杯	月4回	1日 100g 程度	週に4本（牛乳瓶）	年に9本（1.5kg ボトル）	1日260g程度（緑黄色野菜以外は減少） 1日110g程度（その他果実が6割）

農林水産省食料需給表による

【第６話】

自給できる野菜まで輸入するのは止めよう

パンやスパゲッティをよく食べるようになり、肉料理、油料理が増えている。ところがその原料である小麦、大豆、トウモロコシなどはほとんど輸入である。平成19年度の輸入量は小麦が５３９万トン、大豆が４１６万トン、トウモロコシが１６７２万トンになる。米の国内生産量が８７０万トンであることに比較すると、いかに大量の穀物を輸入しているかが分かる。ことに、牛や豚に食べさせる飼料穀物はほとんどが輸入であるから、国産の牛肉、豚肉、鶏肉であっても実質的には輸入肉である。国産の飼料だけなら食肉は17％しか自給できない。

日本の農業は昔から米作りが中心だから農地の55％は水田であり、畑には野菜を作るから大豆やトウモロコシを大量に栽培する余裕がない。だから、これらを輸入に頼るのは仕方がない。日本人の重要なタンパク資源である魚介類は25年ぐらい前までは１１００万トンを漁獲し、完全自給していたが、今では自給率が53％である。これも近海の漁獲量が最盛期の６割程度に減少したためであるからやむを得ない結果である。

ところが、国内で十分自給できる野菜や果物まで輸入しているのは考えものである。新鮮さが大切な野菜は国内で１６５０万トンを生産して自給できていた。ところが15年ぐらい前から外食業者や弁当業者が安くて大量に購入できる中国産などの野菜を３００万トンも輸入し始めたので、国産野菜の生産は１２４０万トンまで減少し、自給率が81％になってしまった。野菜を買うのは1世帯当たり1か月４０００円余りであり、多くはない金額だから安値を追わずに新鮮で安心できる国産野菜を買うことにしたい。

　果物も十分な生産余力があるのに自給率はなんと41％に過ぎない。みかん、りんご、梨など日本の果物は種類が豊富で味もよいのに、バナナやオレンジ、マンゴーなどを欲しがるからである。消費者の安値志向とわがままな嗜好が自給できる野菜や果物までを輸入させることになり、国内の農家を苦しめている。

自給できるのはコメだけ

主な食料の自給率の変化（カロリーベース）

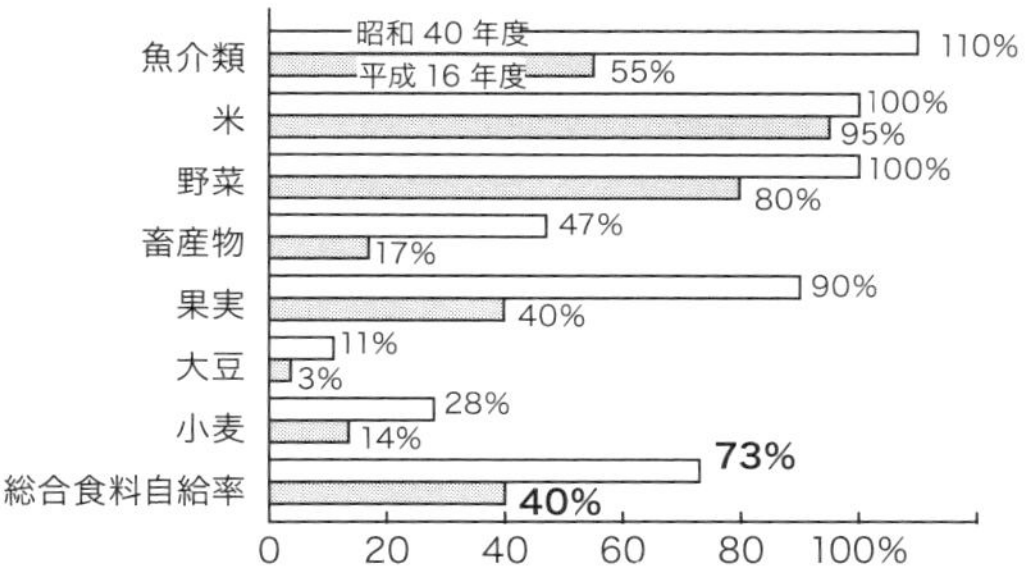

農林水産省
「食料需給表」による

【第７話】

海外農産物が安いのはなぜか

農水省は食料自給率を２０１５年までに45％に回復させる計画を作り、小麦、大豆と飼料作物を増産するよう補助金を出している。２０００年から10年間に累計で７兆円の補助金を出してきたが増産できたのはわずかで、食料自給率は相変わらずに40％から回復する兆しがない。

その原因は日本の農産物は生産コストが海外より数倍も高いからである。国内で小麦を増産するには１ヘクタールで60万円かかるが、収穫できた小麦は６万円にしか売れない。日本の農家は耕作面積が狭いので生産効率が悪く、その上に労働賃金が高いからである。

米作りで比較してみるとよくわかる。日本の農家は作付面積が平均１ヘクタールと狭くて効率よく機械化できないが、アメリカでは平均１１４ヘクタールの大規模農業であるから、徹底的に機械化されている。だから米１トン当たりの生産費は日本では21万円かかるが、アメリカでは10分の１の２万円で済む。タイの農家の水田は平均５ヘクタールでアメリカほどには広くもなく、機械化もされていないが、賃金が安いので米１トンが１・３万円で生産できる。日本では水田を借り集めて

50ヘクタール規模で栽培しても、この大きな内外価格差は半分ほどにしか縮小しない。

　そこで輸入米には778％もの関税をかけて国内農家を守っているが、関税を撤廃すると海外から安い米が流入してきて日本の米作り農家は対抗できない。安い輸入米に負けて国産米が半減するようなことになったら、日本の食料自給率は35％に下がると心配されている。それどころか、自由貿易協定に参加して全ての輸入農産物の関税が撤廃されると、安い海外農産物が流入して国内の農業生産は6割に減少し、食料自給率は12％になると農水省が予想している。農水省が机上で計画しているように、国内で増産をして食料自給率を回復させることは極めて難しい。

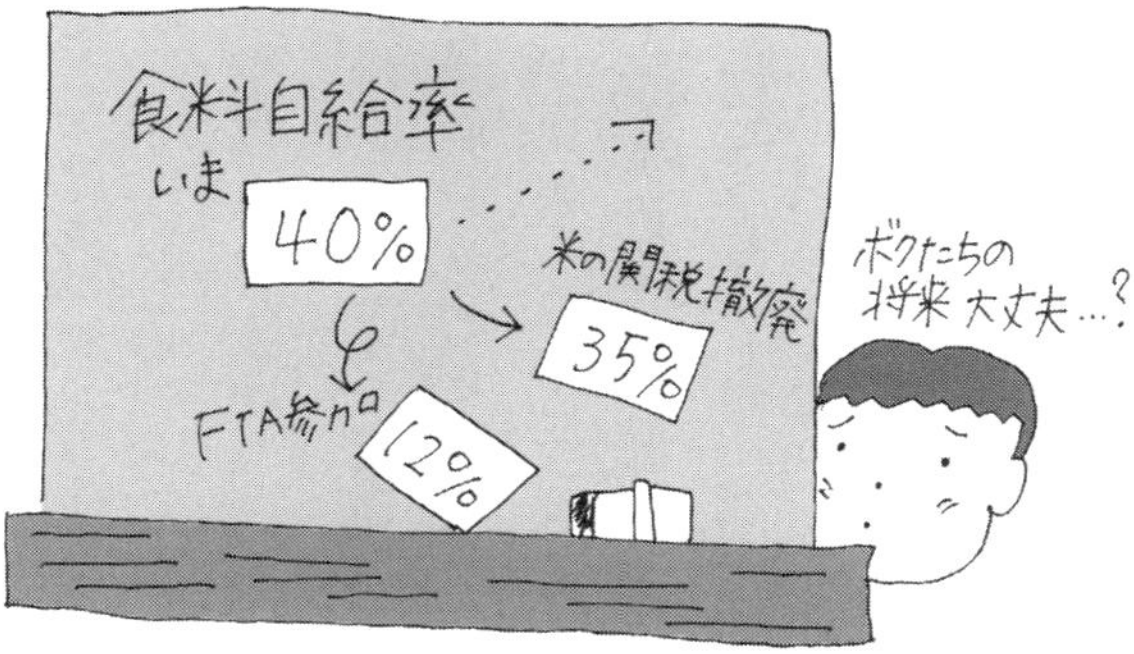
食料自給率
いま
40%
米の関税撤廃
35%
FTA参加
12%
ボクたちの
将来大丈夫…？

【第８話】

食料の３割が無駄に捨てられている

日本で１日に消費される食料は国民一人当り、カロリーに直して２５７３キロカロリーであるが、その内、食事として食べられた、つまり私たちのお腹に取り込んだのは１８５１キロカロリーである。その差は１日、７２２キロカロリーにもなり、使用した食料のカロリーの28％に相当する。つまり、国内産、輸入を合わせた１年間の食料、１億２０００万トンの３割近く、３３００万トンが食べられることなく、どこかに無駄に捨てられていることになる。昭和50年ごろまではこの差が11％であったのだから、それからの30年間で食料の無駄が２・５倍に増えたことになる。

わが家の台所を見回してみても、買ってきた食料を３割も無駄に捨てているとは思えない。実際に捨てられている食料はどのくらいだろうか。スーパーやコンビニで売れ残って捨てられる総菜や弁当は10％ぐらいあるという。食品メーカーでの食材の加工屑は５％ぐらいあり、家庭での調理屑、廃棄、食べ残しは合わせて20％ぐらい、外食店では食べ残しが30％はあるらしい。環境省の調査によると、食品の廃棄は食品製造業、外食店などから排出される生ごみが年間、１１３６万トン、家庭から出る生ごみが１０００万トンであるから、合計すると２１３６万トンになる。これは年間に消費する食料の18％に相当する。
　これらの数値から考えてみると、魚の頭や骨、野菜、果物の皮など食べられない部分を含めて食料の廃棄割合は15％ぐらいには減らせるだろう。１年間に国内で消費される1億２０００万トンの食料の15％といえば１８００万トンである。現在、28％にまで増えている食料の無駄を、15％、１８００万トンに減らせば食料自給率は40％から47％に戻ると計算できる。

食料の3割が無駄に捨てられている

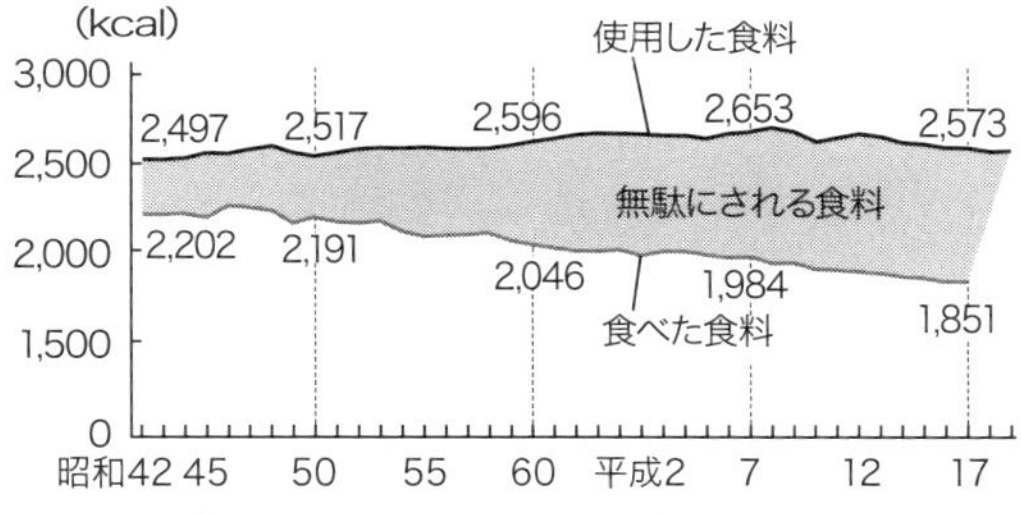

農林水産省「食料需給表」、厚生労働省「国民栄養の現状」による

【第9話】コンビニ弁当の売れ残り廃棄

貴重な食料の3割近くが無駄に廃棄されていることに関連して、コンビニでの弁当や総菜の売れ残り廃棄については疑問や反省が多い。

弁当や総菜などの消費期限は食中毒を起こさないように細菌数を検査して決めている。通常、1グラムに生える細菌数が1０００万個を超えれば「鮮度」が悪くなり、1億個以上になれば「腐敗状態」になる。保健所では食中毒を起こさないように、弁当の細菌数は1グラム当たり1００万個を超えないように指導している。オフィス街の路上で販売されている弁当などは半数がこれを超えている。

コンビニでは安全を見込んで細菌数が1００万個に増殖する時間の少し手前を消費期限とし、それを過ぎれば廃棄している。1時間や2時間過ぎても食べてよいのであるが、万に一つでも食中毒が起これば全国のチェーン店の信用にかかわるから廃棄するのである。

コンビニは全国で4万5０００店あるから、売れ残りの廃棄量は年間で25万トン、金額にして1

000億円を超える。スーパーやコンビニ、その他の小売店での食品廃棄量は年間260万トンぐらいになり、飼料や肥料にして活用することも十分には実施されていない。

　このようにまだ消費可能な食品が大量に廃棄されているのは資源の有効活用と環境への影響を考えると問題である。売れ残り廃棄間際の弁当などを原価販売して売り切ってしまいたいというコンビニ加盟店もあるのだが、コンビニ本部は営業方針どおり廃棄させている。

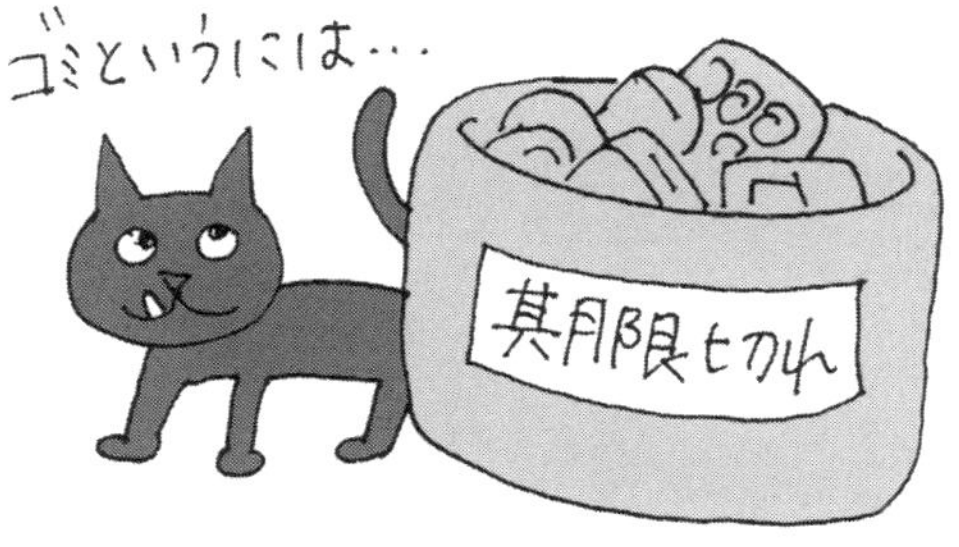

【第10話】 食べられる食品を捨てる

食料の無駄が3割もあると聞いて驚いた人は多いだろうが、驚くのはまだ早い。台所から出る生ごみも3分の1が、使い残し、食べ残しなど「食べられるのに捨てられた」食品なのである。

家庭の台所から出る生ごみは一人、1日に260グラムぐらいであり、全国で集計すると年間1000万トンにもなる。家庭の生ごみを京都市で詳しく調査した報告によると、その53%が野菜や果物の皮、魚の骨などの調理屑であったが、手もつけずに捨てられている食品が36%もあった。この食べられるのに捨てられている食品は30年前に調査した時より3割も増えている。

食べ残しを含めて食べられるのに廃棄された食品は単純に計算すれば全国の家庭から出る生ごみの36%、360万トンにもなる。このほかに、食品メーカー、スーパーやコンビニでの売れ残り廃棄、返品を合わせると年間800万トンにもなるらしい。

農水省が全国1000世帯について「食品を廃棄した理由」を複数回答で聞いてみたところ、鮮度が落ちた、カビが生えた、腐敗したというのが最も多く61%であったのは当然である。ところが、消費期限や賞味期限が過ぎたからが46％、食卓に出したが食べきれなかったのが40％、いただき物を食べきれなかったが23％、家族に食事をしなかった者がいたが12％もあった。

安売りにつられ買い過ぎて使いきれずに捨てたり、買ってあることを忘れているうちに賞味期限が過ぎて、そのまま使用せずに捨てているらしい。よく考えないで食べきれないほど調理し、食べ残されることも多いのである。

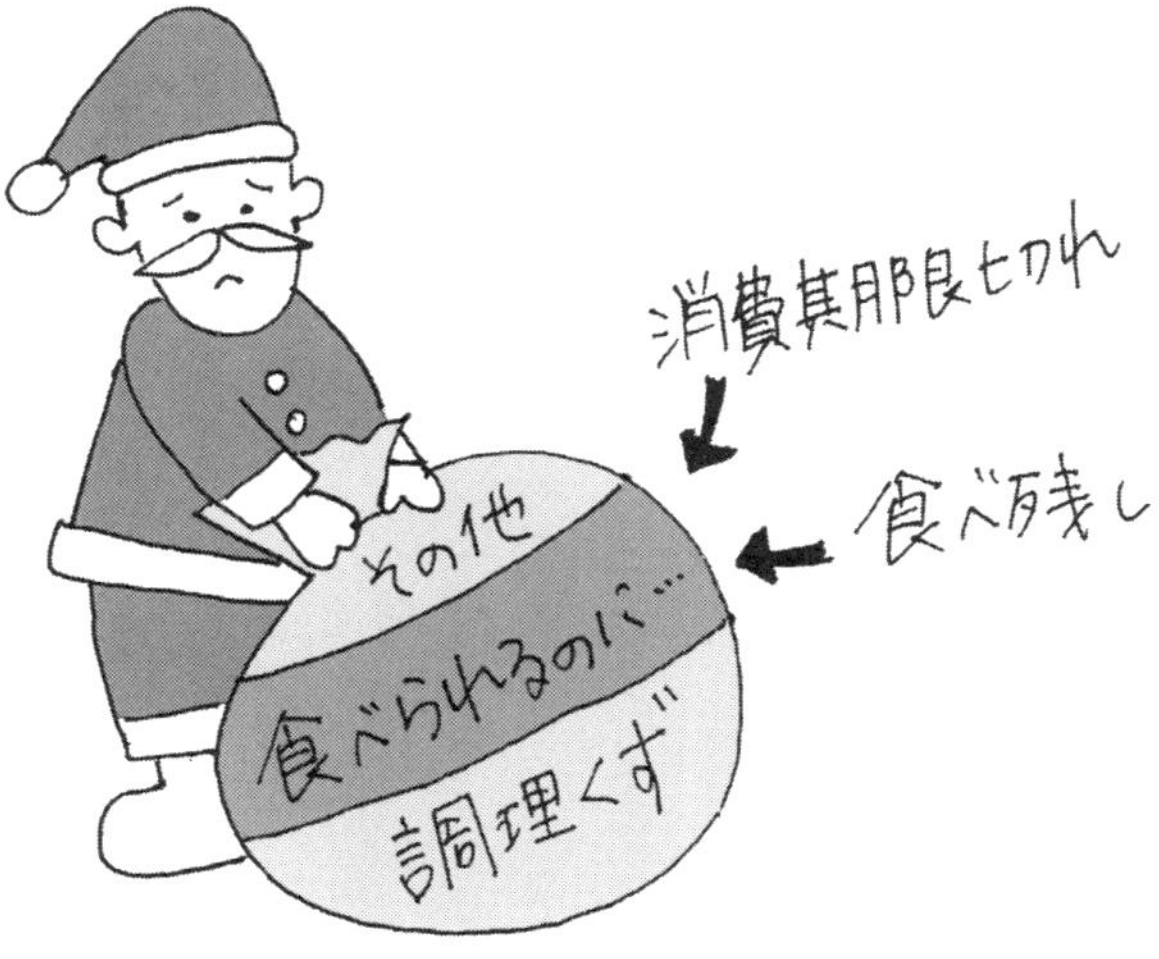

【第11話】大量の食料輸入は何時まで続けられるか

戦後の高度経済成長で豊かになった日本は、不足する食料を国内で生産しようと努力しないで、お金を出して外国から買う方法を選んできた。日本人が1年に消費する食料、1億2000万トンの半分、5800万トンは輸入食料である。世界人口の2％を占めるに過ぎない日本人が世界市場に出回る食料の10％を消費しているのである。

このようなことは世界全体の食料が余っているのなら許されるであろうが、現実はそうではない。現在、地球上で生産されている主な食料は24億トンの穀物、4億トンのジャガイモ、サツマイモ、1億トンの大豆などであり、13億頭の牛、9億頭の豚、12億頭の羊、107億羽の鶏が飼育されている。

世界の人口は現在67億人であり、2050年には100億人に達すると予想されているが、現在の食料で養えるのは77億人までである。しかも、この食料の80％が先進国、13億人で消費され、人口が爆発的に増え続けている開発途上国には十分に分配されていないことが問題である。最近の10

数年、開発途上国では人口が激増するのに食料生産が追い付かず、不足する食料を輸入しようにもお金がない。アフリカ諸国などでは今も10億人が飢えていて、餓死する子供が５００万人もいるのである。

近い将来、絶対的な食料不足が訪れようとしているのである。日本では農地面積が圧倒的に狭くて食料を自給したくてもできないからではあるが、現在のように大量の食料を世界中から買い集め、飢餓に脅かされている途上国の人々に与えられるべき食料を奪っていてもよいのだろうか。命をつなぐだけの食料は地球上の誰にでも公平に分配するのが「食料正義」というものではなかったのか。

国内の農業で自給することにはおのずから限度があるが、それでも最大限の増産をして、その食料を無駄なく活用することが国際的な責務である。

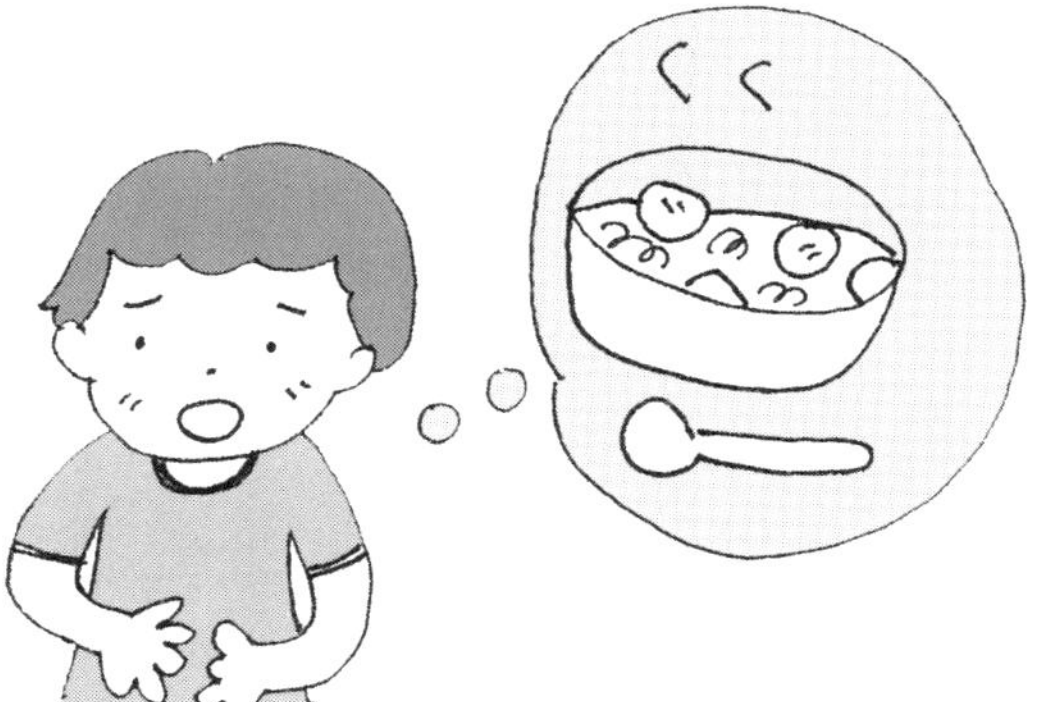

【第12話】 輸入食料が買いたくても買えなくなる

平成19年から20年にかけて輸入穀物の価格が暴騰した。我が国は飼料用及び油糧用のトウモロコシ、1672万トンの全てを輸入に頼り、世界市場に出回る20％を買い占めてきた。ところが、最近では中国が経済発展をして豊かになり肉を多量に食べるようになったので、飼料トウモロコシを大量に購入し始めた。これに加えて、高騰する石油の代替燃料となるバイオ・エタノールの生産が増え、原料になるトウモロコシの国際需給はさらに逼迫し、平成19年度の価格はそれまでの2倍になった。そのため、国内の食肉、卵、牛乳、バターなどが値上りしたのである。

食用油を絞る原料大豆も416万トンを輸入していたが、中国がその5倍に当たる2600万トンを買い占めるようになった。世界市場に出ている大豆の4割を買い占めるのだから大豆の価格も2倍になった。平成20年、天ぷら油、マヨネーズ、味噌、豆腐などの小売価格がいっせいに値上りしたのは記憶に新しい。砂糖も中国が大量に買い付けているため値段が2倍に高騰し、スーパーの店頭から砂糖の特売が消えた。

同じ年、オーストラリア小麦が干魃で不作になったので、小麦の価格が3倍になったから食パン、即席めんなどが17年ぶりに値上がりをした。今年はロシアが干魃になり中国産のそばを大量に買い付けているので、中国から70％を輸入しているそばの価格がこれまでの最高値になっている。

わが国は四方を海に囲まれているので魚をよく食べてきたが、近年は近海での漁獲量が減ったので年間500万トンあまりの魚を輸入している。ところが、最近、欧米で魚は脂肪が少なく健康食だと見直されて消費が倍近くに拡大し、中国やロシアも魚介類の買い付けを大幅に増やしている。したがって、北米産のマグロやカニ、ノルウェー産の鯖、モロッコ産のタコなどはこれまでのような安値では食べられなくなった。鰹も南太平洋で一網打尽に乱獲して欧米に輸出する缶詰に加工するので、初鰹は近年、不漁続きである。

食料を買えなくなるのは戦争などの非常時に限るわけではない。前述のように食料の国際相場が暴騰すると、食料輸出国は自国用の食料を留保するために輸出を厳しく制限するから、高値を払っても買えるモノがなくなるのである。これまでのように、世界中から食料を欲しいだけ買い集め、飽食できた時代はすでに終わりつつある。

【第13話】国内農業の大切さを忘れていた

最近の世論調査によると、食料自給率が40％になったので「将来の食料供給に不安がある」と考えている人が８割もある。この食料不安を解消するために国内でもう少し増産はできないのかという問題を考えてみよう。

第二次大戦により国内の農業生産は戦前の60％程度に減少し、戦後ひどい食料難に陥ったので、一人が１日に摂取できた食物は１４４９キロカロリーに過ぎなかった。そこで、米、麦の緊急増産を行い、畜産物、野菜、果実も輸入を禁止して国内生産を援助した。その結果、生産は順調に増え、米の生産量は昭和42年に最大収穫量、１３４１万トンに達し、戦中、戦後を通じて国民を悩ませていた米不足は完全に解消したのである。

ところが、この頃から経済成長が軌道に乗り国民の生活が豊かになると、食事が洋風になってパン食が普及し、肉料理、油料理が増えてきた。そのため、小麦、飼料用のトウモロコシ、油糧用の大豆などを大量に輸入しなければならなくなり、食料自給率が一挙に70％程度に下がった。

ようやく生産が増えて自給できるようになった畜産物や野菜、果実も、自由貿易を迫る外圧に押されて輸入制限がなし崩しに撤廃されると、安い輸入品に押されて生産量を減らした。その結果、国内農業は競争力を失って後退し、国民の豊かな食生活を支えるだけの食料を国内で自給することは全く無理になった。

豊かさ、便利さ、安さを求める食の欲望はとどまるところを知らず、自給できる果物や野菜まで、珍しいもの、安いものを輸入するようになったから、総合食料自給率は平成12年に40％に下がったままで回復しない。アメリカやフランスのような農産物輸出国であっても、政府は農水産業総生産の5割を超える予算を計上して価格補償をするなど国内農水産業を支援しているが、日本は3割に足りない予算で済ましている。農家の所得に占める政府の援助額はアメリカで6割、フランスやイギリスでは実に9割を超えているのである。

無理をして国内で生産するよりは安い海外農産物を買えばよいとノー天気に過ごしてきた過去40年間に、国内農業は産業としての足腰を弱らせてしまった。今更慌てて増産しようとしても難しいのである。

【第14話】

心細い小規模農家の現状

わが国の農家は耕地が平均2ヘクタール弱で狭いため、十分に機械化できず、労力も高いので、農産物はどれも生産コストが海外諸国に比べて著しく高い。米は11倍、小麦は10倍、牛肉や野菜でも2~3倍は高い。だから、安価な海外農産物が大量に輸入されると競争することができない。苦労して栽培した農作物を生産コストに見合った価格で販売することが難しいのだから、農家は生産意欲を失い、農業だけでは生活することができなくなっている。国内の農業生産額は昭和60年の11兆6千億円をピークとして減少し続けているのである。

昭和40年当時、600万ヘクタールあった農地は宅地、工場用地、道路などに転用されて、459万ヘクタールに減少し、農業人口も566万戸、1151万人から220万戸、260万人に激減した。このうち、農産物を出荷、販売している販売農家は163万戸であるが、出荷される農産物の6割までは耕地が5ヘクタール以上ある大規模農家や農業法人、14万戸足らずによって生産されているのが実情である。

平均的な販売農家の年間総所得は８２８万円であるが、そのうち農業所得は１０８万円に過ぎない。農業では生活できないので、販売農家でも８割が兼業であり、給与や年金で家計を維持して、そして農業を続けているのである。だから、農家の平均年齢は66歳と老齢化していても後継者が見つけにくい。

農業生産額は50年前には年間、４７００万トン、金額にして１・５兆円で、国内総生産（ＧＤＰ）の９％を占めていた。その後、生産額は平成19年度に５０００万トン、８・２兆円に増加しているが、国内総生産に対する比率は僅かに２％弱に低下している。

農業だけでなく漁業も厳しい状況に直面している。50年前に80万人であった漁業人口は今や22万人に減少し、水産物の総生産額は１・６兆円に減少している。僅かに２６０万人の農民と22万人の漁民が１億２７００万人の台所の半分を懸命に支えている実状をどう考えたらよいのだろう。

農地面積と農業人口の減少が続く

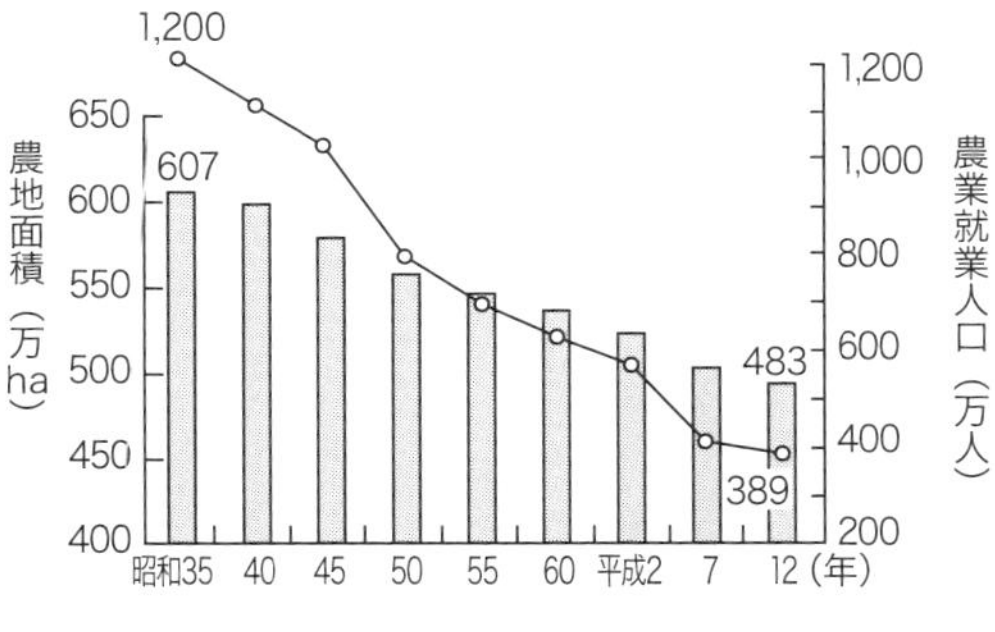

農林水産省「耕地及び作付面積統計」による

【第15話】

農家を苦しめる複雑な流通経路

日本の農業を苦境に立たせている原因の一つは農水産物の複雑な流通経路である。その1例を紹介しよう。全国各地で生産された野菜や果物は消費地の卸売市場に集められ、卸売業者のせり売り、入札によって価格が決められる。そして、仲卸業者、買参人を経由してスーパーマーケット、青果店などの小売店に買い取られ、消費者に小売販売されていく。水産物も水揚げ港の産地市場で仕分けてから消費地の卸売市場に送られる。

卸売市場は各地から少量、多品種に分かれて出荷される青果物、水産物を、消費地の大量需要に応じられるようにとりまとめ、外食店や小売業者に小分け供給する。全国の生産地に散在する生産農家と消費地に集合している小売店や外食店をつなぐ必要にして、便利な存在である。

しかし、流通経路が多段階に分かれているために、それぞれの段階ごとに取扱手数料と輸送費などの経費が必要になり、それがすべて生産農家の負担になることが問題である。まず、農家から出荷する際の包装、荷造りなどの経費、農協など出荷業者に払う運送費や取扱手数料、卸売市場での卸売業者、仲卸業者の取扱手数料などである。卸売市場で決まった市場価格からこれらの流通経費を差し引いた金額が生産農家に支払われる。生産費を上回っていれば農家の利益となるが、そうでなければ赤字になる。

青果物、水産物は流通が全国規模に広がり、市場価格は生産地とは関係なく消費地側の都合で決まる。その結果、生産農家の手取りは消費地での小売価格の30％前後にまで少なくなることもあるから、生産農家は生産費に見合う適正な利潤を得ることが難しい。水産物も、サンマ一尾が産地では10円、消費地では１００円ということになりかねない。

この流通経費を節約するためにスーパーなどと直接取引する、あるいは宅配を利用して消費者に産直販売する農家が増えているが、まだ全国で15万軒程度らしい。国民全体が小売店、外食店を通じて飲食に使ったお金は約80兆円と大きくなっているが、農産物や水産物を提供した農家や漁労者の収入になるのは10兆円に過ぎない。農業、漁業に比べて加工、流通、外食の経済規模が大きくなりすぎているのが問題である。

【第16話】国内農業の構造改革を進める

農家の戸数は昔の半分以下の220万戸に減少し、しかも、そのうち50万戸は自家用のみを栽培する自給農家である。農産物を市場に出している販売農家は163万戸であるが、そのうち120万戸は農業収入が100万円以下でしかない。家業として農業を継承してきたこれら小規模農家では耕作規模が1ヘクタールに満たないので経営が成り立たない。そこで、兼業収入によって家計を支え、その傍らで先祖伝来の田畑を守っているのである。

しかし、この数年、ようやく耕地の集約化が進みだし、大規模農家、農業法人が14万戸に増え、全農産物の6割を生産できるようになった。

今や、減反農地と耕作放棄地を合わせると140万ヘクタールに近い。耕地が狭いと言いながら、その3割が十分に活用されていない。農水省は食料自給率を向上させるために、過去10数年、累計7兆円の転作奨励金を出して小麦、大豆、飼料作物の増産を奨励してきたが、奨励金目当てのお座なり耕作が一時的に増えただけであった。民主党政府は今年5600億円の予算で米作減反農家180万戸に米価の戸別所得補償を行うが、1ヘクタール当たり15万円程度の補償金では焼け石に水である。そして、米作りで生計を立てていない小規模農家にまで一律に補償するのは、ようやく進み始めた農地の集約化、農業経営の大規模化、農業法人への移行などを妨げる。

日本の農業は生産量が国内需要に追いつかず、食料自給率が低いという理由で過小に評価されている。人口が多く、食生活の内容が豊かであるために巨大化した国内需要を賄えてはいないが、日本の農業の総生産金額、8兆2千億円は世界第5位、先進国ではアメリカに次いで大きく、第2位の実力がある。因みに、農水産物の総消費金額、15兆円のうち国内農水産物は10兆円あるから、金額で食料自給率を計算してみると66％になる。

増産をして自給率を大きく向上させるのは無理ではあるが、農地を集約して耕作規模を拡大し、農家経営を法人化して経営努力をするなど構造改革を進めて、農業の経済性を向上させることで国民の食料の5～6割は自給し続けなければならない。

【第17話】

地産地消で農業を応援する

かつて「身土不二」という言葉があった。自分が住んでいる土地で採れる季節のものを食べていれば健康に暮らせるという意味である。今日では昔のような地域内の自給はとうてい無理であり、私たちは季節に関係なく、全国各地あるいは海外から運ばれてくる食料で暮らしている。食料の生産者と消費者の距離がこのように離れすぎてしまったことから、今日の難しい食料問題が派生しているといってよい。

そこで、遠隔地から運ばれてくる野菜や果物を敬遠して、地場で採れた旬のものを地元で消費しようとするのが「地産地消」である。地場の野菜や果物の消費量が増えれば、地域農業が活性化して野菜や果物の自給率が回復することになる。また、遠距離輸送に使われる多量の石油燃料が節約できるから、環境保護にも役立つ。

では、どの程度の地産地消が行われているのであろうか？　地域別食料自給率という統計を見てみると、東京、神奈川、大阪などの大都市圏では地域別自給率は数%しかないが、北海道、秋田、山形、青森などでは120～180％ぐらいの地域別自給率がある。しかし、これらの農業県では県内で消費される食料が100％全て県内で生産されたものであり、余ったものを県外に移出しているのかというと、そうではない。大都市の需要の多いキャベツ、大根、白菜、きゅうりなどを多量に栽培して県外に出荷し、自分たちが食べるものは他府県から購入しているのである。

地元の農水産物を週に数回は購入していると答える人は8割ぐらいになる。その時によく利用されるのは地域の農産物直販所である。大都市でも生産農家が畑で自家販売していることがある。農家が自家用に栽培した野菜の余りや出荷できない規格外の野菜などを持ち込んで売っている。その日の朝に採れた野菜であるから新鮮であり、生産農家の名札、顔写真も付いているので安心できる。直販所は全国に1万3000か所ほどあり、その総販売金額は年間6000億円であると推定される。これは全国の農産物生産額の7％になるから決して少ない量ではない。

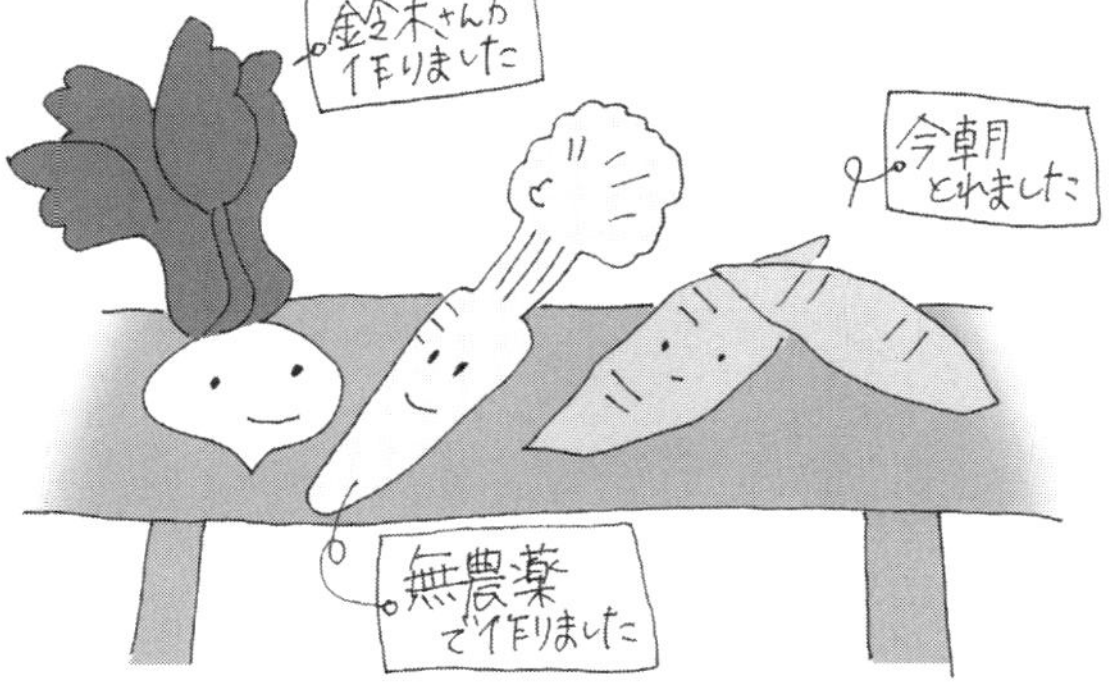
鈴木さんが
作りました
今朝
とれました
無農薬
で作りました

【第18話】

有機栽培農家を増やす

国内の農家を応援する今一つの方法は有機農産物を普及させることである。残留農薬や化学肥料は安心できないので、農薬と化学肥料を全く使用しない有機栽培農産物に関心が高まっている。しかし、有機栽培に取り組んでいる農家は僅かに5000戸、その耕作面積は5000ヘクタールと少ないので、有機栽培のJAS認証マークが付いている農産物は全農産物の0・18％に過ぎない。

何故だろうか？　我が国の夏は多雨、高温、高湿度なので病虫害が多く、冷涼なヨーロッパに比べると農薬を使わない有機栽培が困難である。農薬を全く使わないと、病虫害で作物の収量が激減する。堆肥を鋤き込み、雑草を抜きとり、害虫を摘み除く手間が余計にかかるので、大規模には実施できない。米作りであれば、収量は20％減少し、労働時間は50％増加するから、収穫した米は75％も値上げしなくては引き合わない。

ところが、その高い値段では消費者が買ってくれない。有機農産物が安全で環境に優しいことはよく知っているが、いざ、買うとなると農薬が使われていても安く、虫食い跡のない野菜を選ぶ。

また、有機農産物は生産量が少なく大量流通ルートに乗らないので、買いたくてもスーパーでは見当たらない。農家の自家用、あるいは家庭菜園であれば赤字でもよいであろうが、販売するのであれば経済的に引き合うことが必要である。

有機農産物をもっと増やすためには、消費者がより高く買って生産コストの一部を負担し、足りないところは政府が価格補償をすればよい。わが国で有機栽培を完全に実施すると農産物の収穫量は半減するから、食料自給率が20％になりかねない。農業生産に余力のあるＥＵ諸国では、収穫は減るけれど環境保護に役立つ有機栽培に多額の補助金を出しているので、有機栽培を実施する農家が５％に増えた。わが国では、有機農業推進法により政府と自治体が有機農業を支援することになっているが、掛け声だけだから実効はない。

農薬を使用しないと農作物の収穫量が減る

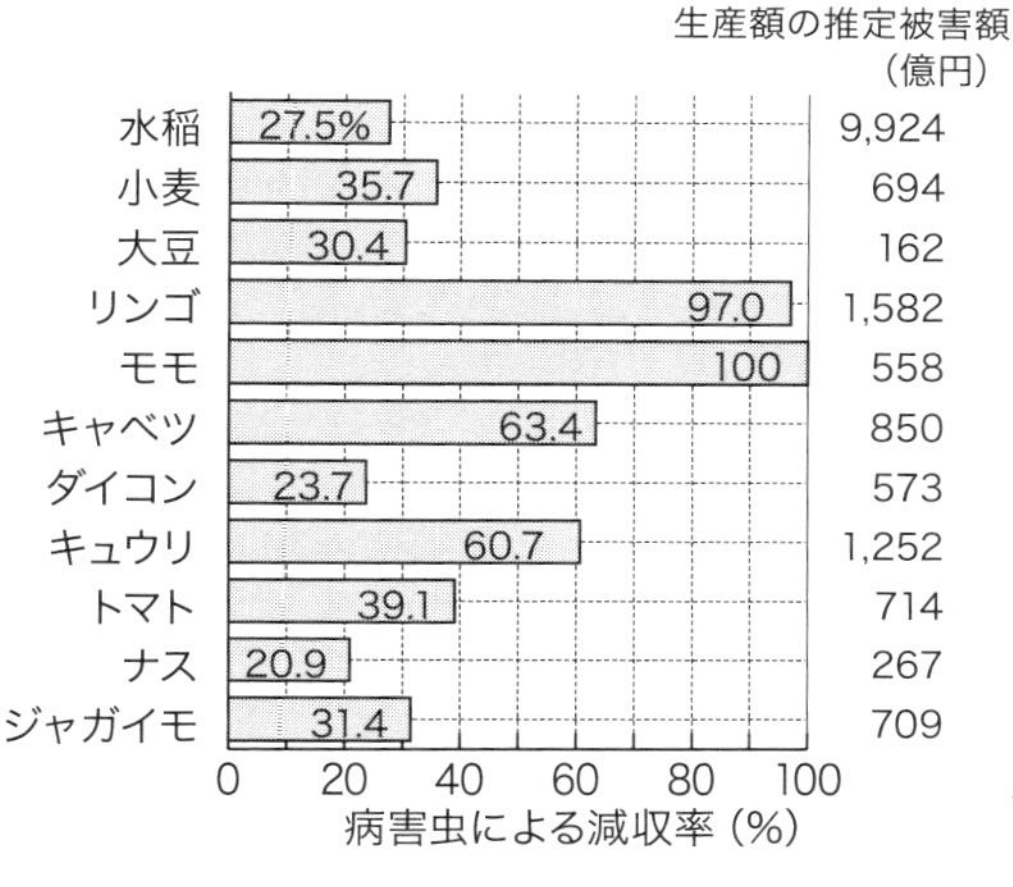

日本植物防疫協会資料、
平成12年による

【第19話】

子供に農業体験をさせよう

子供に食べ物を大切にすることを教えるには農作業を体験させるのがよい。昭和35年ころまでは人口の75％が畑や田圃がある農村で暮らしていたから、農作業は身近なところにあった。今では75％の人が都市で暮らすようになり、農業とは無縁の生活をしている。昔は子供がご飯粒をこぼすと、母親が「お米は漢字で八十八と書くように、お百姓さんが多くの手間をかけて作ったものだから、粗末にすると罰が当たる」と叱ったものだが、今の子供に同じことを言っても実感がない。食べ物はスーパーで買ってくるもの、余れば捨てればよいとなっている。子供の食教育は「食べ物は農業でしか作れない」ことを学ばせることから始まる。

市民農園などが借りられれば親子で野菜作りをしてみるのが一番である。肥料をやらねば成長は遅く、無農薬であれば虫食いだらけになるだろう。狭い畑でも農作業は楽にはできない。市民農園は全国に３２００か所、14万区画ほどあるが、潜在需要はその10倍はあるだろう。ベランダのプランターを使って親子で野菜を育ててみるのもよい。毎日、学校から帰ってきて水やりをして育て、ようやくにして実ったトマトやきゅうりを食べ残す子供はいない。

小中学校生を対象にするなら学校農園や地域の農家の協力を受けて実施するイモ掘り、田植えや稲刈り実習などの体験学習がよい。学校給食に地場野菜を使えば、地元の農業への興味と理解が深まるだろう。新入学生にキャンパスの農場で週1回、農作業をさせている女子大学がある。最初は土やみみずに触れることを嫌がっていた女子学生も6月を過ぎてきゅうりを収穫する時期になると「自分が育てている野菜がまるで子供のように思える」と言う。

子供がこうした農業体験を通じて「食べ物と農業を大切にする」ことを学ぶならば、将来の食料事情はずいぶんよくなるはずである。

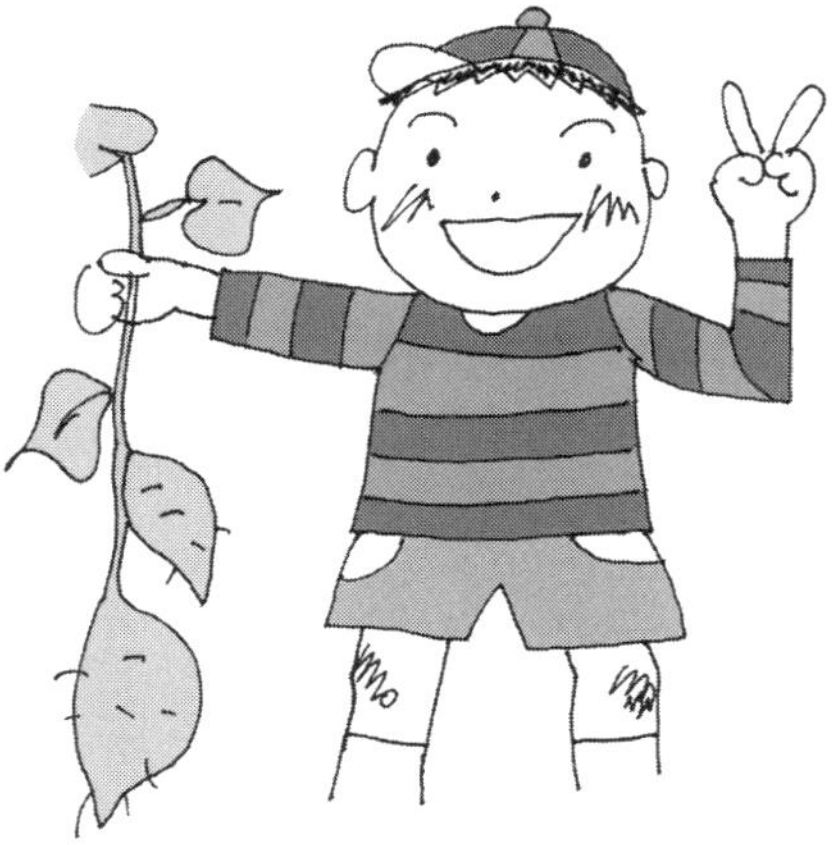

【第20話】 農業は国土の環境を守る

農業は食料を生産するだけではなく、国土の自然環境と景観を維持していることを忘れてはならない。

わが国の農業は米作りが中心で、耕地の半分は水田である。この水田が集中豪雨、台風や旱魃の被害を緩和してくれる。梅雨と台風シーズンに集中して降る豪雨の遊水池になり、その湛水量は全国の治水ダムの総貯水量の3分の1にもなる。そして、水田から蒸発する多量の水は酷暑を和らげるクーラーの役目をする。また、河川につながっている水田は魚類の稚魚や水生昆虫の住処でもある。水田から収穫される米の年産額は2兆円であるが、稲作が洪水防止、水資源涵養に果たす役割は5兆円にもなると評価できる。

農作物は昼間二酸化炭素を吸収して光合成を行うので、1ヘクタールの耕地あたり年間15トンの二酸化炭素を吸収する。全国500万ヘクタールで農業を続ければ年間7500万トンの二酸化炭素を吸収するから、全国の家庭から排出される二酸化炭素の約半分が吸収できるのである。また、耕作地には1ヘクタール当たり5トンの堆肥が鋤きこまれるから、500万ヘクタールの農地は2500万トンもの有機質ごみの処理施設になっている。傾斜の激しい中山間地の畑では耕作を中止すると土壌浸食が激しくなり、土壌の流失や地滑りが起きる。

黄金波打つ広い田圃や耕して山頂に至る千枚棚田の美しい景観は都会暮らしの私たちに大きな安らぎを与えてくれる。特に、中山間地には日本の農地の4割が点在し、115万戸の農家が家業として耕作を続け地域社会を守っている。そこで生産される農産物は全国の3割に過ぎないが、これら小規模農家こそが日本の自然景観と昔ながらの民俗習慣を守っているのである。

このような農村の社会価値は金額で計算すれば8兆円にもなるという。高度経済成長を済ませ、持続可能な経済社会に転換しようとしている我が国にとって、農業と農村が果たすこれらの社会的役割は貴重である。食料を自給するだけでなく、国土の環境と民俗文化を守るためにも、国内農業を社会全体で支援して持続していかねばならない。

第2部

石油漬けの食生活をしている

【第21話】

石油漬けになっている輸入野菜

食料を海外から輸入するためには石油燃料が多量に使用される。日本では多量の食料を海外から輸入しているから、その長距離輸送に使う石油燃料が莫大な量になり、それに伴って発生する二酸化炭素が大きな環境負荷になっている。

日本に輸入する食料の重量、5800万トンにその輸送距離を掛け合わせて集計した「フードマイレージ」は9000億トン・キロメートルになる。アメリカは食料が国内で自給できるから海外からの輸入は少なく、フードマイレージは日本の3分の1で済む。フードマイレージが大きいということは、食料の輸送に多くのエネルギーを使っているということを意味する。国民一人当りで比べてみると、日本はアメリカの8倍もの輸送エネルギーを使って食料を調達していることになる。

海外からの食料輸入には航空機、船舶、自動車などを状況に応じて使うので、消費する石油燃料を正確に計算するのは難しいが、少なく見積もれば年間で600万トン、多めにみると3000万トンと推計できる。すると、排出される二酸化炭素は1800万トンから9000万トンになる。これは全国の家庭から1年間に排出される二酸化炭素、1億9千万トンの1割、多めにみれば5割に相当する。食料が輸入でなく国産であればこの半分で済む。

たとえば、オーストラリアからアスパラガスを5本、約100グラムを輸入すると、453ミリリットルの石油が消費されるから、アスパラガスは石油漬けになっているようなものである。そして、放出される二酸化炭素は1100グラムにもなる。長野県産のアスパラガスなら使う石油は1ミリリットルで済む。

省エネルギー、地球温暖化防止のためにも、野菜、果物などはできるだけ国産のものを食べることにしてはどうだろうか。

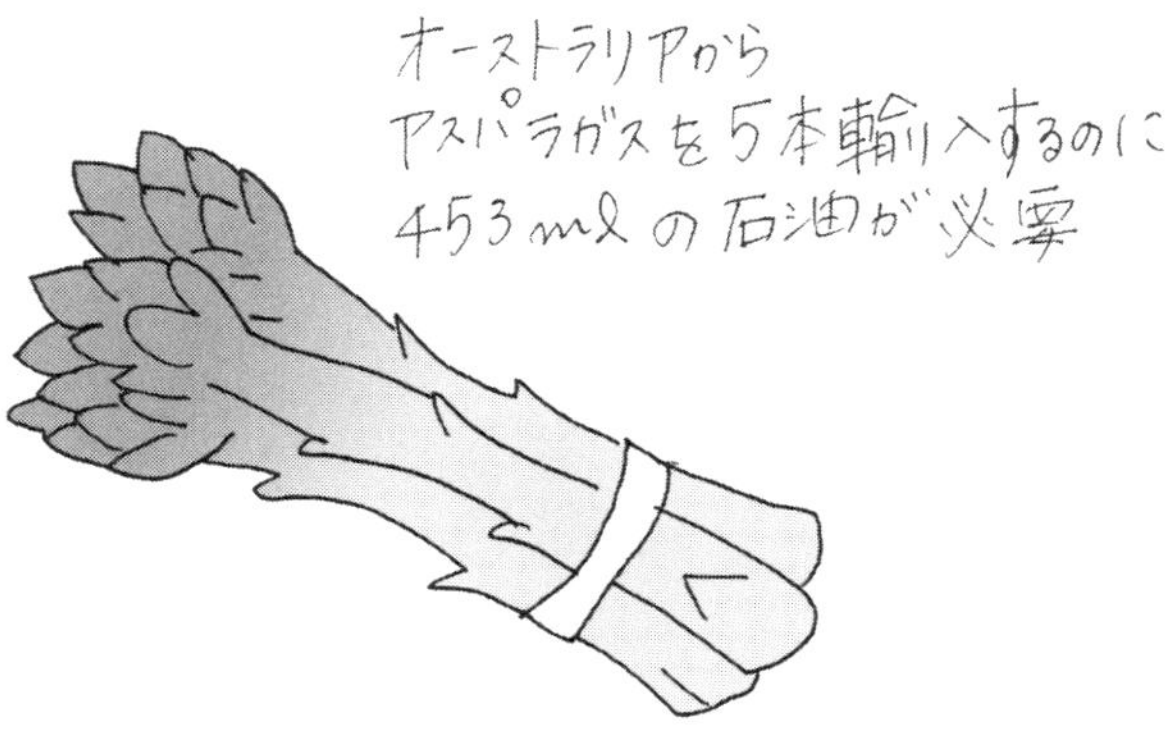
オーストラリアから
アスパラガスを5本輸入するのに
453mlの石油が必要

【第22話】冬のイチゴやトマトは我慢しよう

かつては野菜や果物は旬の季節に多く食べるものであったが、今ではハウス栽培されたトマトやきゅうりなどがいつでも手に入る。消費者が季節に関係なく1年を通して欲しがるためではあるが、そのために石油エネルギーが多量に消費されていることを知っている人は少ない。

昔のように太陽と雨、風に頼る自然農業であれば、栽培に使うエネルギーは収穫される作物の食品エネルギー（カロリー）より少ないのが普通であった。ところが現代のように化学肥料や農薬を多く使い、機械化し、さらにハウス栽培をするようになると、より多くのエネルギーが使われて、収穫される農作物の食品エネルギーより多くなる。

例えば、米作りでは耕運機、田植え機を使い、除草剤を散布するから、米、1キログラム、3510キロカロリーを収穫するのに3190キロカロリーのエネルギーが使われている。

野菜の栽培にはさらに多くのエネルギーが必要になる。きゅうりを畑で栽培して1本、100グラム、14キロカロリーを収穫するのにその7倍の100キロカロリーが消費される。加温ハウスで栽培をするとハウスの暖房に多くの燃料エネルギーを使うから500キロカロリーが必要になる。1本のきゅうりに62ミリリットルの灯油を使い、155グラムの二酸化炭素を排出したことになる。日本の農業は年間で石油に換算して600万トンものエネルギーを消費しているから、農産物の生産金額当りで比較すると機械化が進んでいるアメリカの5倍もの石油を消費する。エネルギー消費の世界ワースト3である。

トマト、きゅうり、ピーマンなどは約60％がハウス栽培で供給されている。真冬に温室でトマト1個を作るには2400キロカロリーの灯油、つまり300ミリリットルの灯油が使われる。トマトをかじるのではなくて、灯油を飲んでいるようなものである。

省エネルギー、地球温暖化防止のためにも、まず真冬にイチゴやトマトを食べることを我慢しようではないか。

石油焚き原発燈《とも》し作り出す　大粒イチゴ冬を彩る　前田一揆

きゅうりの生産に必要なエネルギー

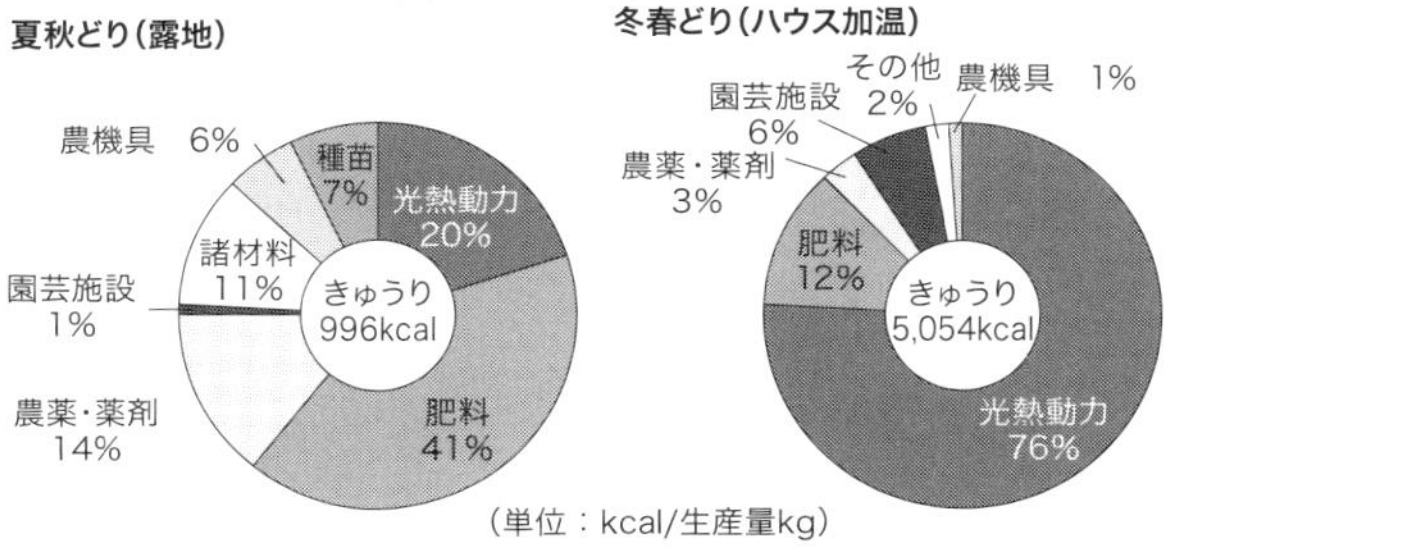

(単位：kcal/生産量kg)

(財) 資源協会編『家庭生活のライフサイクルエネルギー』あんほるめ 、平成6年による

【第23話】

贅沢な食事はエネルギーを浪費する

野菜の食品カロリーに比べて30倍、40倍も多くのエネルギーを使って栽培されるハウス野菜は別としても、肉牛飼育や高級魚の養殖にも多量のエネルギーが使われる。

牛肉1キログラムを生産するには11キログラムの飼料穀物が必要で、同様に豚肉なら7キログラム、鶏肉なら4キログラム、鶏卵でも3キログラムの穀物が必要であることは第3話で説明した。牛肉1キログラムの食品カロリーは2860キロカロリーであるが、それを生産するには1万70 0キロカロリーのエネルギーが使われる。鶏肉でも4883キロカロリーのエネルギーが使われる。

ぶり、1キログラムを海で漁獲するのであれば、漁船の燃料が3481キロカロリー、漁船、漁網などを製造するのに使ったエネルギーが1239キロカロリー、合計して4720キロカロリーあればよい。しかし、養殖であると8キログラムの餌イワシや養殖設備の電力などが必要になるので、3万5300キロカロリーのエネルギーが必要になる。切身1キログラム当たり灯油4・4

リットルに相当するエネルギーが必要なのであり、それは切身の食品カロリー、２５６０キロカロリーの約14倍になる。

養殖魚が増えたのは漁業資源の保護のためでもあるが、なによりも消費者がおいしい高級魚を安値で求めるからである。ウナギは97％が養殖、真鯛は82％、ぶりは66％、ふぐも52％が養殖になった。冬のトマト、霜降り牛肉、ウナギの蒲焼、鯛の塩焼など、今日では贅沢とは思わずに食べているが、そのために多量の石油エネルギーが使われるから世界のエネルギー問題や地球環境保護に悪影響がある。

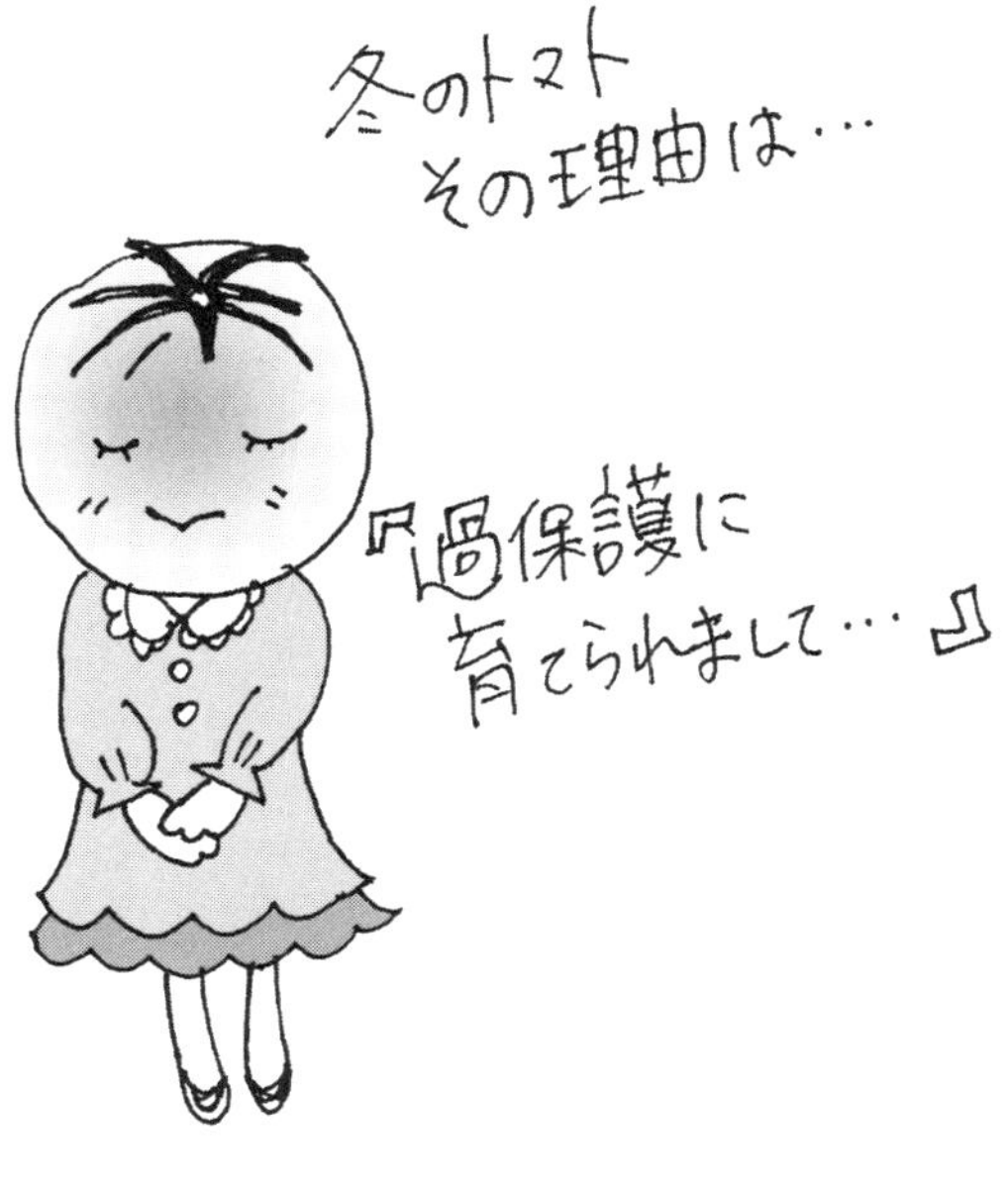
冬のトマト
その理由は…
『過保護に
育てられまして…』

【第24話】それでもクロマグロを食べますか

平成22年の3月、ワシントン条約締結国会議で大西洋のクロマグロ資源を保護するために国際取引を禁止する提案が出された。もし可決されたら、寿司屋で大トロが姿を消すかもしれないと心配していたが、幸い、今回は否決された。しかし、次回はどうなるかわからない。

日本人はマグロが大好きで、1年間にマグロを41万トンも食べるから、鮮魚、冷凍魚の総需要の13%にもなる。もちろん、多く食べられているのはメバチマグロとキハダマグロであり、クロマグロは4万トンである。クロマグロは「本マグロ」と呼ばれ、高級な鮨だねとして人気があり、近海ものの最高級品は1匹、200キログラム2000万円を超える高値で落札されることもある。切身100グラムが1万円にもなるのである。

日本で食べているクロマグロは半分が近海、もしくは太平洋産、半分が大西洋産であり、合わせて世界の漁獲量の8割になる。大西洋のクロマグロは乱獲されて30年前の3分の1に減ってしまったから禁漁にしようというのが今回の提案である。価格が手ごろなメバチマグロやキハダマグロも乱獲で3分の1に減っている。寿司屋では大西洋産のクロマグロがなくなれば、高値にはなるが近海ものにするか、あるいはミナミマグロで代替するという。

しかし、日本人が世界のクロマグロ漁獲量の8割を食べつくしているのであれば、資源保護のために少し自粛してはどうだろうか。私が子供のころ握り鮨は贅沢な食べ物であり、めったに食べられなかった。寿司屋のカウンターで大トロをつまむなど、一生に1回か2回の出来事であったのはついこの間のことである。回転寿司店で日常的にマグロを頬張っているのが少し異常なのではないか。

かつて御馳走は冠婚葬祭など特別の日に食べるものであった。食欲にも物欲、金銭欲と同様に節度をわきまえるべきである。美食も飽食も過剰であるという意味で、簡素を良しとした伝統的日本文化の対極にある。

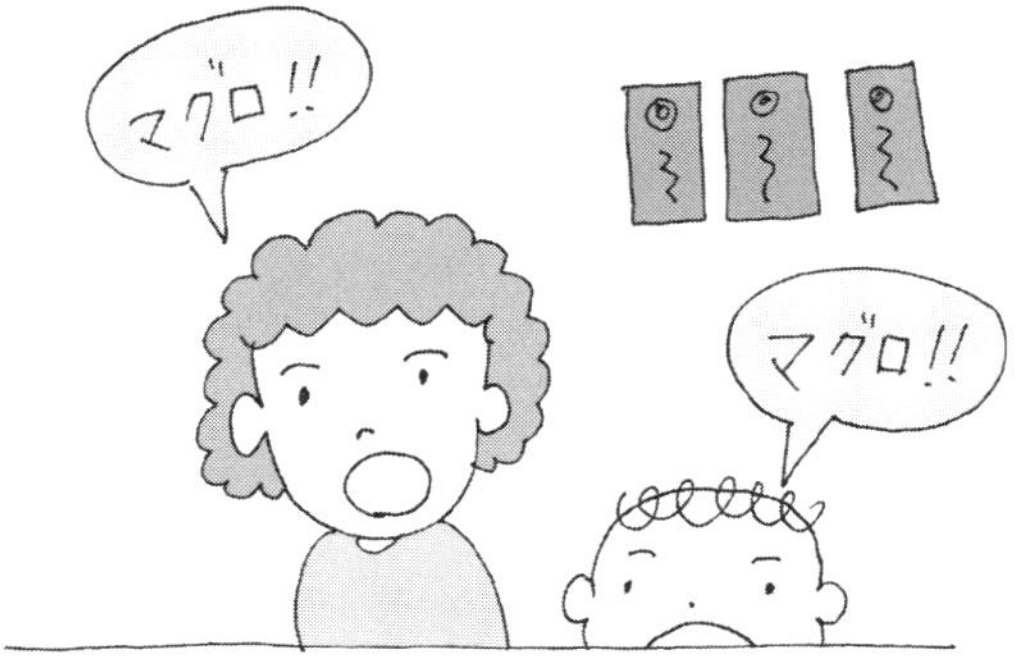

【第25話】

牛丼1杯に1トンの水が使われる

生活に欠かすことができないものは食料、エネルギーと水であるが、日本はその水も足りない。年間の降水量は1700ミリで世界平均の約2倍もあるから水資源は豊富にあるようだが、梅雨と台風の時季に降雨が集中し、しかも地形が急峻であるから河川に水を貯めておくことができない。平成22年の梅雨明け豪雨では、所により年間降水量の3分の1、500ミリを超える水が海に流れてしまった。だから、日本の水資源は決して豊富ではなく、人口も多いので一人当たりにすれば5100トンであり、世界平均の4分の1である。

その水を多量に使用するのが農業である。わが国で1年間に使用する水は総量、約900億トンであり、その内訳は農業用水が586億トンで最も多く、次いで生活用水が165億トン、工業用水が138億トンである。1ヘクタールの農地で米を栽培するには5000トンの水が必要で、小麦でも3000トンは必要である。穀物1トンを収穫するには約1000トンの水が必要であるから、国内農産物、約6000万トンを生産するのには600億トンの農業用水が使われると考えてよい。

飲み水は1日に1〜2リットルで足りるが、1日の食事に必要な食材を生産するにはその千倍の水が必要である。牛丼並盛り1杯には約1トン、浴槽3杯分の水が使われていることになる。ところで、日本は年間5800万トンもの食料を海外から輸入しているから、その栽培に使われた農業用水、約600億トンを同時に生産国から輸入していることになると考えてよい。わが国の食料自給率はカロリーで計算して40％だが、農業用水で計算しても600億トンの仮想水を輸入しているから50％になる。

地球上にはアフリカ諸国などで10億人が飢えているが、慢性的な水不足に悩まされている人も2億5000万人いる。日本が過大な食料輸入をすれば、これらの人々から貴重な食料と、そして飲み水までも奪うことになるのではあるまいか。

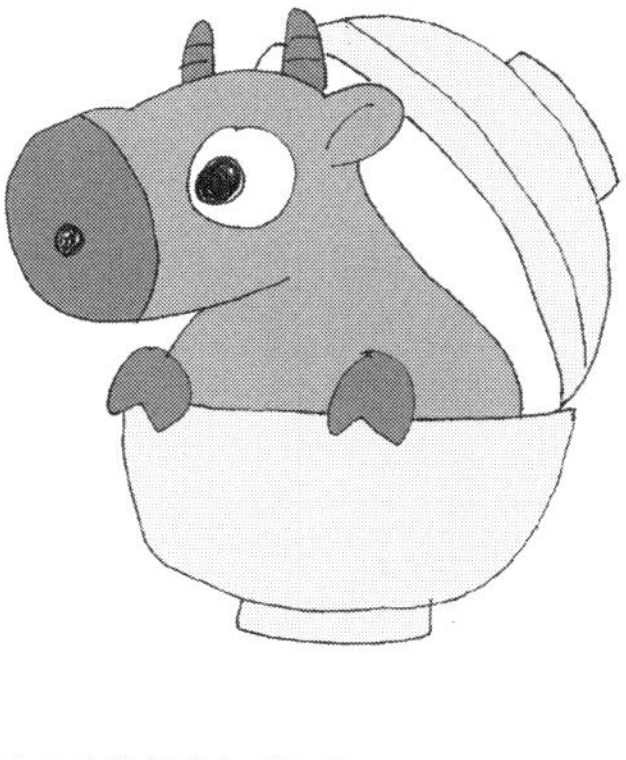

【第26話】

台所の排水は河川を汚濁する

台所から流される食べ残しや飲み残しは河川の水質を汚染する。工場から排出される産業排水が企業の努力によって随分きれいになったので、現在では東京湾や瀬戸内海、霞ヶ浦や琵琶湖などの水質を汚染しているのは6割までが家庭から出る生活排水である。

日常生活で排出される排水に含まれている有機物質は一人、1日にBOD値に換算して約43グラムある。そのうち屎尿は未処理のままで河川に流すことは禁止されているが、台所の排水や風呂の湯などの雑排水に含まれている30グラムの有機物質は下水道が完備していない地域（全国の28％）ではそのまま河川や海洋に放流されて水質を汚染する。有機物質による汚染がBOD値で5ppm（水1リットルに5ミリグラム）以上になれば、水が酸素不足になり魚が住めなくなる。

台所から流される食べカスや飲み残しなどの有機物は一人1日、17グラムあるから、それをそのまま河川に流すと水質汚濁の大きな原因になり、下水道に流しても下水処理場での浄化処理に多くの電力エネルギーが必要になる。

使用済みの天ぷら油500ミリリットルを流しに捨てれば、その20万倍の99キロリットル（25メートルプールに約3杯）もの河川の水が魚が住めない状態になる。家庭の廃油は全国で年間20万トンもあるがほとんど回収されていない。油吸収剤で固形に固めるか、紙や布にしみ込ませて燃えるごみにするのがよい。味噌汁をお椀に1杯、200ミリリットルを飲み残して捨てれば、家庭の浴槽に約4杯、1350リットルの水が汚れる。食器洗いには合成洗剤を使わず、石鹸を使えば河川のプランクトンや小魚への影響が100分の1になる。

　飲み残し、食べ残しを捨てないようにして、使った食器は汚れを丁寧に拭き取ってから洗うようにしたい。また、水切り用の紙袋を使って細かい調理屑などを流さないようにすると効果がある。こうした少しの注意で台所から流れる水質汚濁物質は半減する。

調理排水を魚が住めるように希釈するには

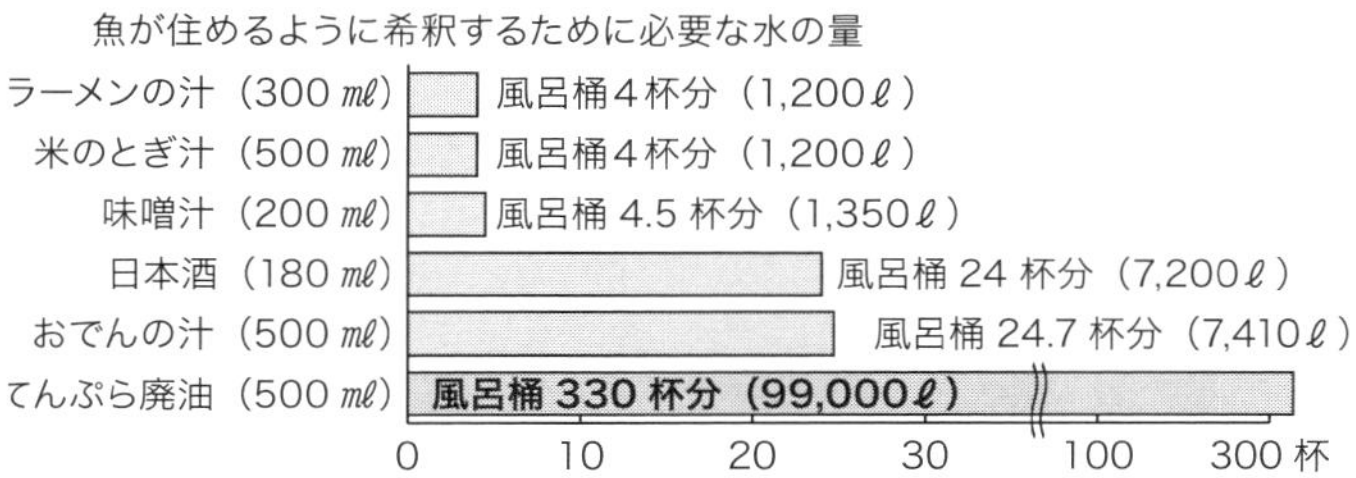

調理排水を BOD5mg/ℓにするために必要な量。
BOD が5mg/ℓ以下になると魚が住めるようになる。
保田仁資『やさしい環境科学』化学同人、平成 8 年による

【第27話】食品包装材や空容器はどうなるのか

台所から捨てられる厨芥や使用済みの食品包装材や容器はまとめると年間1500万トン、東京ドームで42杯にもなるが、戸別に分散して廃棄されるので再資源化することが難しい。大部分は焼却するか埋めるのであるが、埋め立て用地に困っている自治体が多い。

スーパーでのパック販売、自動販売機の普及、過剰包装のギフト商品などにより増加した食品、飲料用の容器、包装パック、トレーなどが家庭ごみの容量の3分の1を占めるようになった。これら食品の容器、包装材は年間、1000万トンあるらしいが、そのうち資源ごみとして分別回収されるものは260万トン、再資源化されるのは200万トン余りに過ぎない。

とくに、食品、酒、飲料用のガラス瓶、金属缶、ペットボトルは年間1500億個にもなるので、その回収と再資源化に多大の費用と手間がかかる。使い捨てられるペットボトルは260億個にもなり、それを分別回収するのに自治体は1個当たり20円もの経費を使っている。空き缶、ペットボトルは道端に散乱し、焼却するとダイオキシンを発生するなど環境問題も派生する。

環境保護のためには何回も繰り返して使えるガラス瓶がよいのであるが、消費者は軽くて割れることもなく、飲み残してもキャップをして持ち歩けるペットボトルを選ぶ。スーパーやコンビニでもらうビニールのレジ袋は一人当たり年間３００枚になり、原料の石油に換算すると５・５リットルになる。みんながレジ袋を使うのを止めたら、全国では56万キロリットルの石油の節約になるという。

不必要な、あるいは過剰な容器、包装を減らすには今日の大量流通、大量消費の形態を変えねばならないから困難ではある。しかし、私たちは過剰な包装に惑わされずに商品を選び、水筒や買い物袋を使うなどして省資源、地球温暖化防止を心掛けたい。

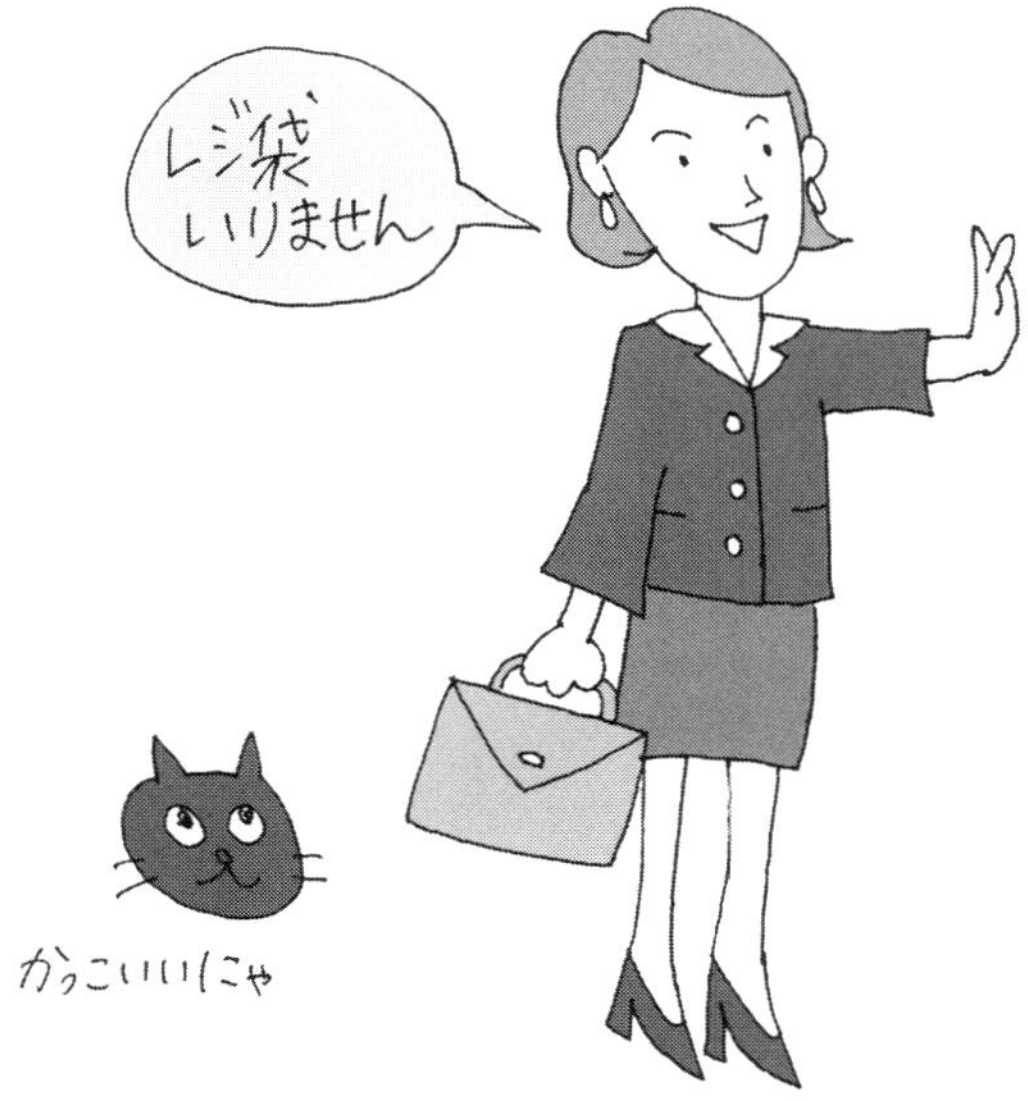

【第28話】

台所で使うエネルギーで自家用車が走る

食料の輸入や贅沢な食材の生産に多くのエネルギーが使われているが、家庭の台所ではどのくらいのエネルギーが使われるだろうか。

首都圏に住む夫婦と子供2人の家庭で、食生活に使用するエネルギーは全部で年間、約900万キロカロリーで、家庭で使う全エネルギーの18％である。900万キロカロリーといえば1800ccクラスの自家用自動車で年間1万キロメートルを走行できるエネルギーである。

食生活に必要なエネルギーの54％は食料の生産、輸送に使われたエネルギーであり、36％が調理などに使う光熱エネルギーである。光熱エネルギーは1日にすると8400キロカロリーであるが、このうち、35％が冷蔵庫、32％がガスコンロ、19％が湯沸かし器で消費される。

冷蔵庫を頻繁に開閉したり、ジャガイモ、タマネギなど常温で保存できるものまで詰め込んで満杯にすると、冷蔵庫内の冷えが悪くなり電力が無駄になる。冷蔵庫の開閉ドアが5つもあると温度管理が複雑になり、2ドアに比べて消費電力は4倍にもなる。必要以上の使い勝手を求めるとエネルギーの無駄になる。ガスコンロの火加減は食材や調理方法に合わせてこまめに調節し、硬くて煮えにくい根菜類は熱効率のよい電子レンジで柔らかくしておいてから調理するとよい。

調理に使用する光熱エネルギーは一人、1食分が785キロカロリーだが、4人分まとめて調理すれば一人分は659キロカロリーで済む。家族が一緒に食べるなら1日の調理エネルギーは1933キロカロリーであるが、家族全員がそろわず「ばらばら食」になると料理を温めなおしたりするから2614カロリーに増える。ばらばら調理、ばらばら食はエネルギーの無駄になる。私たちが少し注意するだけで台所の光熱エネルギーは節約できる。

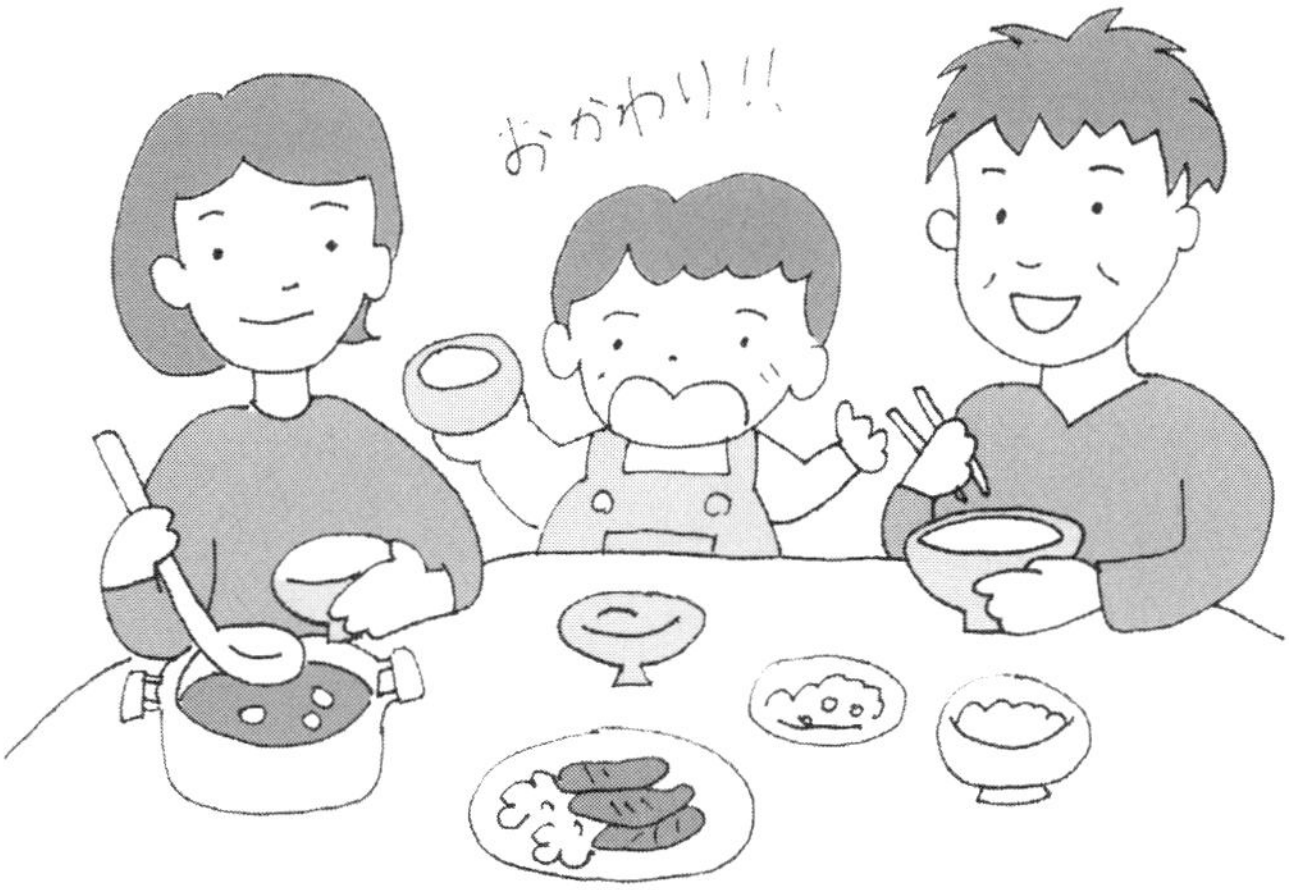

【第29話】環境に優しい食生活運動

少しの心遣いで環境に優しい食生活をする運動を紹介しよう。食材の買い出し（エコショッピング）、調理の献立作り（エコクッキング）、台所仕事（エコキッチン）に分けて、エネルギーの無駄使いを省き、ごみを減らし、環境への負荷を減らす運動である。

“エコショッピングを実行しよう”

●野菜や果物は地場のものを購入する

露地栽培された野菜はハウス栽培のものに比べて栽培にかかるエネルギーが数分の一で済む。旬の野菜はおいしく栄養も豊富である。ホウレンソウのビタミンCは旬の2月に多く夏の8倍もあり、夏のトマトにはビタミンCが冬の4倍もある。輸入野菜は多量の輸送燃料を消費するが、地場の野菜、近海で捕れた魚は遠距離を輸送したり、冷蔵したりする必要がない。食肉や養殖魚にはその10倍もの飼料穀物や小魚が餌に使われていることを忘れてはならない。

●食品の品質表示を活用する

生鮮食材は原産地表示をよく見て国産のものを選ぶ。有機栽培、無農薬栽培、減農薬栽培の野菜を選んで買えば、農家は自然に農薬の使用量を減らすようになる。加工食品は消費期限、賞味期限に注意して期限内に使いきれるだけ買う。賞味期限が少し切れていても食べられるものが多いから、すぐには捨てない。

●容器、包装に注意してごみにならないものを選ぶ

家庭ごみの3割は食品、飲料の空容器や包装ごみである。過剰包装になっているものを避けてごみを減らす。買い物袋を持参してビニールのレジ袋を貰わないようにする。

●買いすぎに注意する

まだ食べられる食品を捨てることになる最大の原因は買いすぎである。安いからといって多量に買い込むと、使いきれずに腐らせたり、手もつけずに捨てることになりやすい。買いすぎたものをやたらと冷蔵庫に詰め込むことをやめて電力代を節約しよう。

【第30話】

環境に優しい食生活運動［続き］

〝エコクッキングを実行しよう〟

●食材は無駄なく使い切る

野菜をすぐに使い切れなければ常備菜や乾燥野菜、ふりかけなどにする。少しずつ残った野菜は刻んでスープに入れたり、即席の漬物にする。残ったおかずは温めなおして食べるか、別の料理に作り替える。

●食べられるところは捨てない

野菜の皮は厚めに剥いてきんぴらにする。ニンジンは皮をむかないで調理する。小魚は空揚げにして酢に漬けるか、圧力鍋で煮るなどして丸ごと食べる。柑橘類の皮はマーマレードやジャムに使う。出汁をとり終わった昆布、鰹節、煮干しも捨てないで佃煮やふりかけにする。

〝エコキッチンを実行しよう〟

●水を無駄に使わない

水道を流し放しにして洗い物をしない。洗い桶を使うか、漬け置きをしてから洗って節水しよう。湯沸かし器の湯温は低めにしてガスを節約する。

●食器洗い洗剤を使いすぎないように

生分解されやすい石鹸や高級アルコール系、スルホ脂肪酸系洗剤を最小限度に使って、河川を汚さないようにする。

●熱エネルギーを上手に使う

食材や調理方法に合わせてガスコンロの火加減をこまめに調節し、いったん煮上がれば火を止めて煮含めさせる。硬くて煮えにくい根菜類などは熱効率のよい電子レンジで柔らかくしてから調理すればよい。炊飯器で炊いたご飯を7時間以上保温すると新たに炊くのと同じ電力を消費する。

●冷蔵庫を上手に使う

冷蔵あるいは冷凍を必要とするものだけを、詰め込まないように入れると、冷気の廻りがよく電力を節約できる。また、頻繁に扉を開閉すると冷気が流れ出すから、取り出すものを考えてから扉を開く。

●調理屑、食べ残しを流しに捨てない

水切りゴミ袋を使って、調理屑、食べ残しを流さない。使い残しの天ぷら油は古紙にしみ込ませて燃えるごみにする。食器の油汚れや煮汁はぬぐい取ってから洗う。

●ごみの発生量を減らす

調理屑をできるだけ出さないように食材を無駄なく利用し、使い残し、食べ残しを少なくする。資源化できるごみは分別し、生ごみは堆肥にして菜園に利用すれば家庭ごみは3割ぐらいに減る。

第3部

安心して食品が選べない

【第31話】

生産者の顔が見えないので

昔は食べるものは全て自給自足であり、家庭で調理していたから安心できたが、今はちがう。スーパーマーケットで遠くから運ばれてきた食材を買い、どこか知らない食品会社が製造した加工食品を買っている。外食店で食事をすると食材は国産なのか、輸入なのか分からない。家庭の食費の7割が加工食品の購入、外食、中食に費やされているから、まるで人任せの食事をしているようなものである。

つまり、私たちは作る人の顔が見えない食生活をしている。毎日食べる食物がどこで、どのようにして生産され、加工され、どのような経路で届けられるのか分からないのだから、残留農薬はなかったのか、食品添加物が使われているのではないかと心配しなくてはならない。このように消費者の6割は食品の安全性を気にしているのである。

そこで、頼りになるのが生鮮食材につけられた名札や、加工食品の包装袋に表示されている原産地表示や原材料表示などの「食品表示」である。どこで採れた野菜あるいは魚なのか（原産地表示）、原料には何が使われているか（原材料表示）、食品添加物を使っているか（食品添加物表示）、何時までに食べればよいのか（消費期限、賞味期限表示）、遺伝子組換え農産物を使っている（遺伝子組換え食品表示）、食物アレルギーを起こす食材を使っている（アレルギー注意表示）、有機栽培農産物である（有機農産物認証マーク）など数多くの食品表示がある。

これら生鮮食材の産地や栽培方法、加工食品の原料や添加物などを知らせてくれる「食品表示」は消費者と生産者をつなぐ唯一の情報であり、食生活の安全、安心を守る命綱である。ところが、食品表示が「わかりにくい」、「信用できない」という消費者が多い。そこで、食品表示を活用して安全な食品を選ぶポイントを説明してみよう。

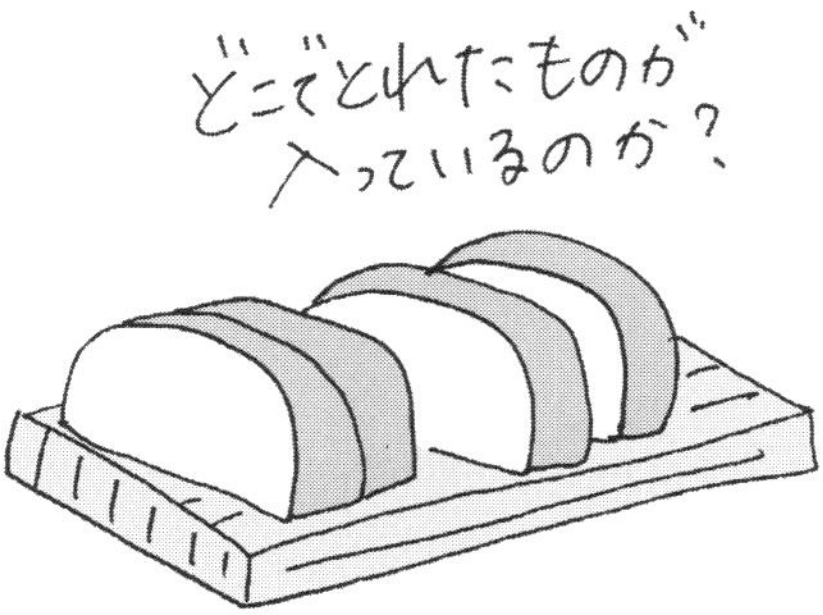

【第32話】消費期限と賞味期限はどう違うのか

消費者が一番注意して見ている表示は何日までなら食べてよいのかという消費期限や賞味期限の日付であろう。揚げたてコロッケのように店頭で未包装のまま販売するものを除いて、弁当、調理パン、総菜、生菓子、生麺など腐敗しやすい食品には製造日から数えて5日以内の消費期限日付が表示されている。

そこに「要冷蔵」と表示してあれば、冷蔵保存しておけば表示してある期限まで腐敗したり変質したりしないという意味である。多くの場合、安全を見込んで消費期限は2〜3割短めに表示してある。冷蔵庫で保存してできるだけ早く食べきることが常識になっている魚、肉など生鮮食料品には消費期限を表示しなくてもよい。

これに対して、品質の劣化が緩やかで日持ちする加工食品には賞味期限が表示されている。賞味期限とはその食品の味、匂い、食感が良好な状態に保たれていて、おいしく食べられる期間のことである。

賞味期限は長いものなら3カ月以上もあり、それも2〜3割のゆとりを持たせて短く表示してある。牛乳、ハム、ソーセージのように賞味期限が2週間ぐらいのものは、賞味期限が過ぎたら食べるのは要注意であるが、賞味期間が数カ月もあるものは期限が少し過ぎても十分に食べられる。すぐに捨ててしまわないで、色、匂い、味、保存状態などをチェックして判断すればよい。

消費者は食品を購入する際には鮮度にこだわり、製造年月日があたらしいもの、消費、賞味期限にゆとりがあるものを選ぶ傾向が強い。そこで、スーパーなど小売店では賞味期限いっぱいまで棚に置いておかないで、賞味期限の80％程度が経過すれば店頭から撤去している。このようにして廃棄される食品は年間100万トンもあるらしい。

消費期限・賞味期限とは？

	消費期限 （製造日よりおおむね5日）	賞味期限
意味	衛生上の危害が生じる恐れのない期間	食品の品質の保持が十分に可能な期間
表示	年月日で表示	3ヶ月以内のものは年月日で表示し、3ヶ月を超えるものは年月で表示
対象食品	品質が劣化しやすい食品 弁当、サンドイッチ、パック入りの食肉、生めんなど	品質が比較的劣化しにくい食品。 乳製品、スナック菓子、カップめん、レトルト食品、缶詰、ペットボトル飲料など

農林水産省ホームページ「食品の期限表示について」参照

【第33話】生鮮食料の原産地を知る

野菜、魚、肉など生鮮食料には品名、内容量、販売業者名とともに原産地を表示することになっている。野菜や魚を輸送用ダンボールケースから小分けをして店頭で販売する時には立て札で表示しなければならない。

野菜や果物の産地は都道府県名で表示するが、日向産生椎茸、三浦半島産大根、など特産地名で表示してもよい。外国産ならば国名で表示するが、カリフォルニア産オレンジなどと表示することもある。

魚介類は漁獲した水域または都道府県名で、三陸沖サンマ、広島産生ガキ、などと表示する。マグロなどはあちらこちらの遠洋水域で漁獲してくるので、水揚げした漁港あるいはその所在地を清水漁港、静岡県などと表示する。輸入したものなら輸入先を原産国として表示する。アサリは韓国、北朝鮮から輸入されたものが多いが、鮮度を回復させるため国内で2、3カ月蓄養したものを国産と表示するのは違反である。なお、養殖したものは「養殖」と表示し、冷凍品を解凍したならば「解凍」と表示する。

食肉は国産であれば最も長く飼育した都道府県名を表示するか、あるいは特産地名で鹿児島県産黒豚、松阪牛などと表示する。同じ宮崎県産の子牛が約20カ月肥育する所により、松阪牛になり、近江牛にもなる。なお、牛肉で輸入する場合はアメリカ産、オーストラリア産などと表示しなければならない。

加工食品の原料の生産地は表示する義務がない。しかし、最近では包装に印刷した白黒モザイクのＱＲコードあるいはホームページで原料の生産地や栽培方法などを知らせている企業が増えてきた。外食店でも料理に使った主な食材の原産地を店頭に掲示しているところが増えてきた。

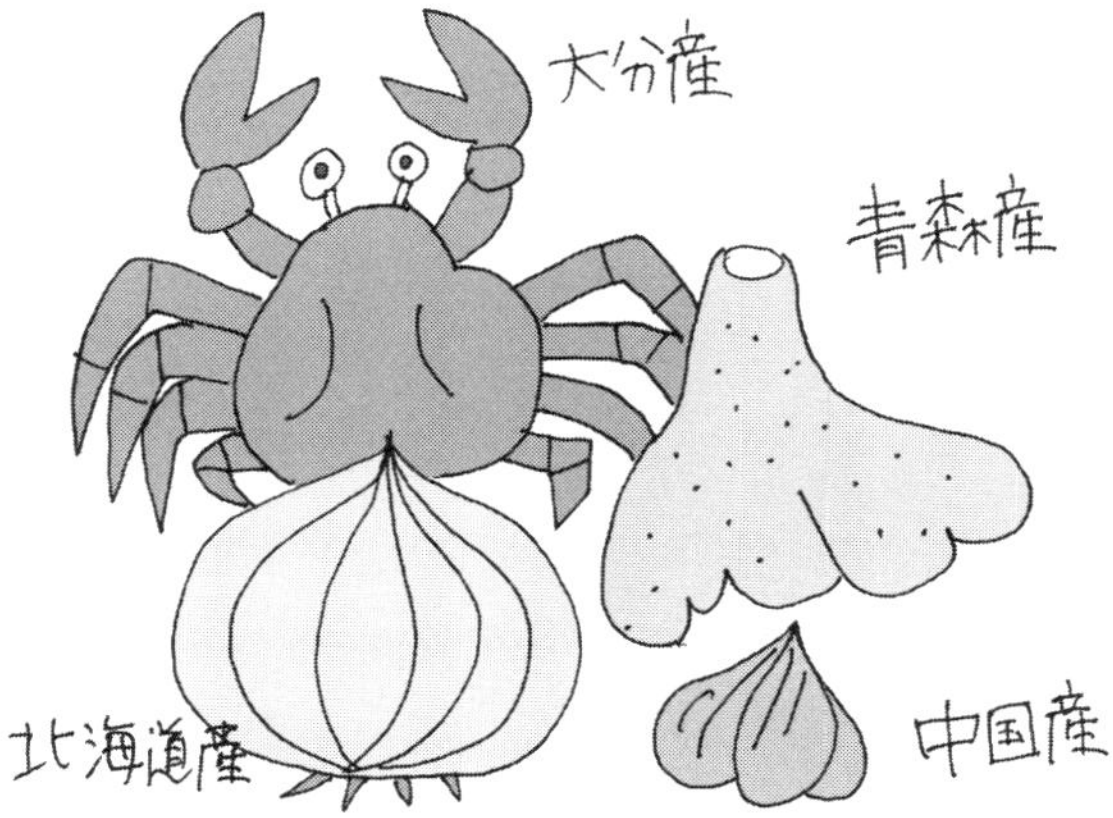

【第34話】

おかしな原産地表示もある

食品の品質表示を義務付けている法律には、主に生鮮食料品を対象にしている食品衛生法と主に加工食品を対象にしているＪＡＳ法がある。法律が二つあるので、生鮮食料品でもあり、また加工食品でもあると解釈できる食料品などには、どちらの法律を適用するのかはっきりと定まっていないものがあり、そのためにおかしなことが起きる。

魚の切り身や刺身は生鮮食料品であるから「カナダ産紅サケ切身」などと原産地を表示する必要があるが、刺身の盛り合わせは加工食品扱いになるので原産地を表示する必要がない。そのため、国産魚と輸入魚の刺身が盛り合されていても判らない。

ウナギの蒲焼やホッケの開きも加工食品であるという理由で原産地表示が必要でなかったので、浜松産ウナギの蒲焼の原料が中国産であることもあった。そこで、平成14年から、塩干、ゆでる、など加工が単純で生鮮食料品に近く、しかも産地によって商品が差別される場合には、原産地を表示することに改められた。ウナギの蒲焼や白焼、ゆでタコ、カツオ削り節、昆布や乾燥わかめ、塩干しの魚、漬物、干し椎茸、切り餅、合挽肉、焼き肉用のたれ漬け牛肉など20品目がそれである。

見知らぬ輸入魚は名称の表示にも問題がある。子持ちシシャモの9割はノルウェーから輸入したカペリンという魚である。西京漬けにするとおいしい銀ムツの本名は南米産のメロという深海魚である。水産庁は高級魚と誤認されやすい名前をつけないで、標準和名で表示するように指導しているが、馴染みのない和名で表示されても消費者はかえって戸惑う。

生鮮食料の名称や原産地を表示する義務はスーパーなどで販売されているものが対象になるのであり、回転寿司店や居酒屋で出されるものには適用されない。そこでは、ヒラメには昔は食べなかったカラスガレイが、アマダイにはニュージーランド産のキングクリップ、アワビには南米産のロコ貝がだまって使われていることがある。焼き肉屋で出される「ロース肉」にはもも肉やランプ肉が使われていることが多い。

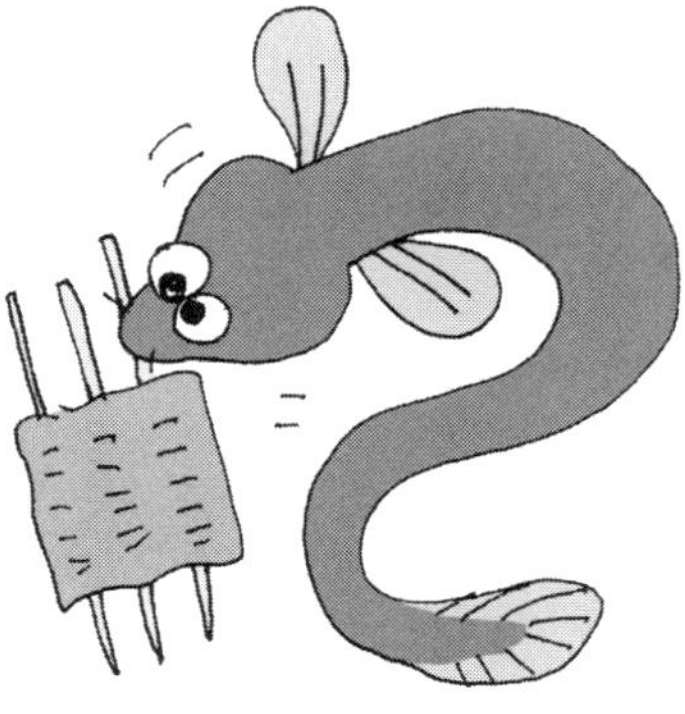

【第35話】加工食品の原材料を調べる

加工食品には全ての原材料を表示するよう定められている。例えば、レトルトカレーの袋の裏側をみると「野菜、鶏肉、野菜ピューレ、ココナツミルク、植物油脂、牛乳、香辛料、りんご酢、カレールゥ、砂糖、カレー粉、食塩」と、すべての原材料が使用量の多い順に表示されている。その次に、使用した食品添加物が「調味料（アミノ酸等）、安定剤（増粘多糖類）、香料、カラメル色素」と記載してある。

原材料は使用量の多いものから順に表示する約束である。したがって、干しそばの原料が「そば粉、小麦粉」と書いてあれば、そば粉のほうを多く使ったそばであり、「小麦粉、そば粉」とあれば小麦粉のほうが多く使われている。加工食品の原材料は原産地を表示しなくてもよいが、東京都は消費生活条例に基づいて調理済み冷凍食品の主要な材料は原産地を表示するよう義務づけている。

食品によっては原材料だけで20種類ぐらいになることが珍しくない。幕の内弁当などでは7種類ぐらいのおかずが入っていて、それぞれのおかずに7種類ぐらいの材料が使われているとすると、50種類近くの材料を記載しなければならないから、とても小さな表示ラベルに収まらない。

そこで、鶏肉のから揚げやエビフライなど、原材料を細かく表示しなくてもわかるもの、あるいは使用量が弁当全体の5％より少ない材料は表示しなくてもよいことになっている。箸で探し出すこともできないような僅かの食材まで書きならべている商品もあるが、ちらりと見るだけで読む気がしない。細大漏らさずに表示すればよいというものでもない。ただし、食品添加物は使用量が少なくても省略しないで全部記載しなければならない。

加工食品の原材料表示と食品添加物表示

名称	カレー		
原材料名	野菜（トマト、くわい、たまねぎ、セロリー、ねぎ）、鶏肉、野菜ピューレ（にんにく、しょうが）、ココナッツミルク、乳等加工品、植物油脂、牛乳、香辛料、ポークエキス、チャツネ、りんご酢、カレールウ、砂糖、カレー粉、食塩、調味料（アミノ酸等）、安定剤（増粘多糖類）、香料、カラメル色素、（原材料の一部に小麦、牛肉、大豆、ゼラチンを含む）		
殺菌方法	気密性容器に密封し、加圧加熱殺菌		
内容量	220g	賞味期限	06.9.11
保存方法	開封前は、直射日光を避け常温で保存してください。		
発売者	○○○株式会社 ○○県○○市○○○○○○番地 TEL（○○○）○○○-○○○○		

使用した原材料が記載されています

食品添加物の表示（用途名が併記されている）

アレルギー物質の表示

賞味期限と保存方法が記載されています

製造者の所在地等を表示することが義務づけられています

【第36話】使われている食品添加物を調べる

加工食品に使用した食品添加物はごく少量であっても省略することなく全て表示するよう食品衛生法で厳しく定めている。加工食品の表示ラベルに原材料を記載した後に、使用した食品添加物を化学名で表示するのであるが、主婦にも分かるよう次のように表示してもよい。

1 パンや菓子を膨らませるために使う「炭酸水素ナトリウム」は消費者に馴染みがある一般名「重曹」で表示してよい。

2 どのような用途に使用したのか分かるように、例えば甘味料（キシリトール）、発色剤（亜硝酸ナトリウム）、保存料（ソルビン酸）などと記載する。ビタミンやアミノ酸も栄養成分として添加するのでないならば、酸化防止剤（ビタミンC）、調味料（アミノ酸等）と使用した目的を説明しなければならない。

3 香料、酸味料、乳化剤などは多数の成分が少量づつ調合してあるので、成分を一つずつ記載しないで香料、酸味料などと一括して表示してよい。

4 喫茶店でコーヒについてくるカップ入りのクリームや飴などは形が小さくて詳しい表示ができないから、それを詰めた大袋に表示しておけばよい。

なお、これらの表示規則に違反しているわけではないが、メーカーに都合がよいように表示してあることがある。たとえば、グリシン（アミノ酸）やクエン酸（有機酸）を細菌増殖を防ぐ保存料として使用しても、「保存料」として記載しないで「調味料」あるいは「酸味料」と表示することが多い。また、食品の変色を防ぐためにクエン酸ナトリウム、酢酸ナトリウム、ポリリン酸ナトリウムなどを使用しても、化学名をそのまま記載しないで「pH調整剤」と一括で表示して済ましていることが多い。

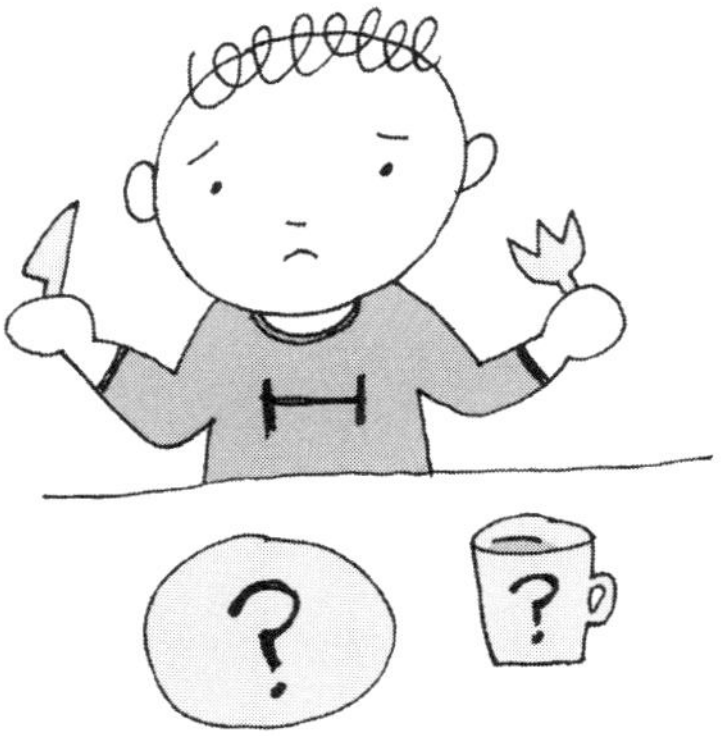

【第37話】

食物アレルギーの警告をする

食物アレルギーに悩んでいる人が増えて、14人に1人にいる。食物アレルギーとは、食物に含まれているアレルゲン物質が免疫抗体と過剰に反応するために生じる炎症である。通常はじんましん、湿疹、下痢、喘息などの症状が現れ、急激に発症すると血圧降下、呼吸困難、意識障害などを生じて死亡することがある。

食物アレルギーを起こす食品としては卵、牛乳、青魚がよく知られていたが、近年はそば、小麦、落花生で激しいアレルギーを起こす子供が多くなった。まだ確実な予防法は発見されていないので、アレルギー症状を起こす食品を避けるしか方法がない。

食物アレルギーを起こす原料が使用されている加工食品を、それと知らないで食べてアレルギー危害に遭うことを避けるために、アレルギーを起こしやすい卵、牛乳、小麦、エビ、カニ、アレルギーが起きれば重い症状になるそば、落花生の7品目を加工食品に使用したときは、原材料を記載する欄にカッコ書きをして警告するよう定められている。

アレルギー症状はアレルゲンがごく少量であっても発症するので、味つけに使う醤油の原料に小麦と大豆が使われていることも警告しなければならない。醤油の原料には大豆を使うのが普通なので、大豆を省略して醤油（小麦を含む）と表示してもよい。その他の魚介類、果物など18品目はまだ発症する人が少ないので表示することは義務づけられていないから、それらの食品でアレルギーを起こす人は注意してほしい。

テイクアウトの弁当や総菜など店頭で対面販売をするもの、外食店の料理などにはアレルギー警告をする義務はない。しかし、デパート地階のサラダ売り場などでは、卵、牛乳などが使われていると警告表示をしているところが増えている。

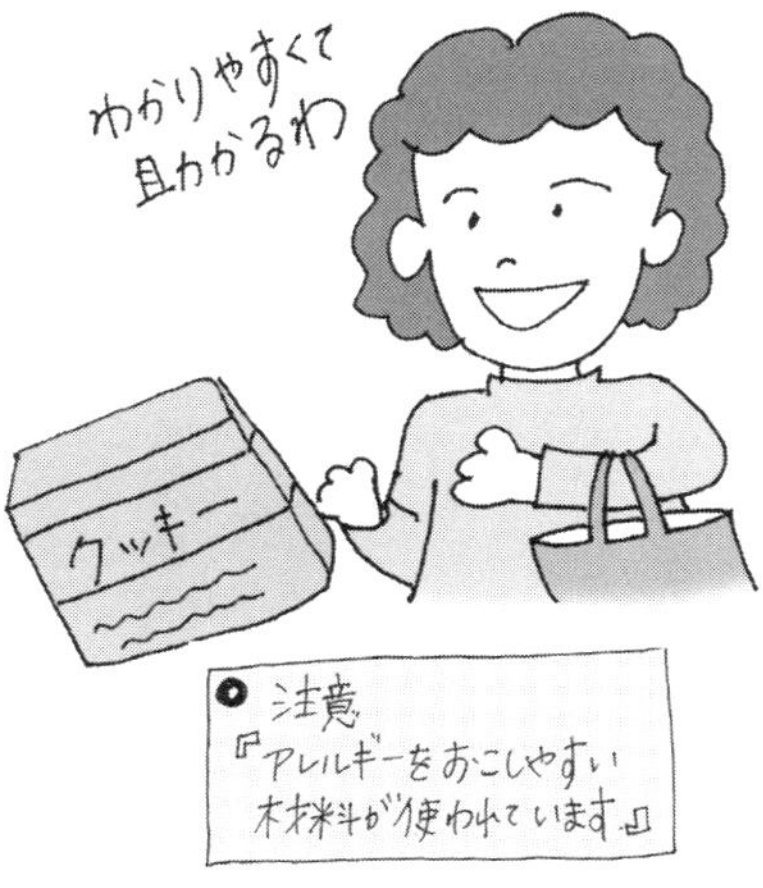

わかりやすくて
良くわかるわ
クッキー
注意
『アレルギーをおこしやすい
材料が使われています』

【第38話】

ダイエット食品の栄養表示に注意

肥満を防止するダイエット食品やビタミンやミネラルを補給する食品には、「糖分控えめ」、「ノン・カロリー」とか「カルシウムが豊富」など強調した表示が多い。このようにカロリー、糖、食物繊維、カルシウム、鉄、ビタミンなどの栄養成分について、多い、少ないなどを強調して表示するには一定の基準を守らなければならない。

例えば、カロリーが少ないと表示する場合、その食品、100グラムのカロリーが40キロカロリー以下であれば、カロリーが低い、控えめ、カット、オフなどと控えめに表示する。カロリーが無、ゼロ、フリーなどと強く表示するには、100グラムのカロリーが5キロカロリー以下でなければならない。

糖分がノンとか、ゼロとか表示してあると、全く含まれていないと思いがちであるが、そうではない。食品100グラムに含まれている糖分が0・5グラム以下であれば、ノンとかゼロと表示してもよいのである。糖分が全くないわけではないから注意しよう。

カルシウムを補給する食品ならば、食品100グラムにカルシウムが105ミリグラム以上含まれていれば、カルシウム入り、添加、などと表示することができる。カルシウムが豊富、たっぷりなどと強調するには、カルシウムが210ミリグラム以上含まれていなければならない。

また、わざと紛らわしい表現が使われることがある。「糖分控えめ」「低カロリー」とよく似た表現に「甘さ控えめ」というのがある。甘さ控えめと書いてあるから糖分が少ないと思うかもしれないが、そうではない。甘さというのは味の表現であり、糖分が多いということではないから、糖分の含量に関係なく自由に表示できる。同様に、「塩分控えめ」と表示するには含量基準を守らなければならないが、「うす塩味」であれば味の表現であるから塩分量とは無関係に表示できる。ごまかされないように注意してほしい。

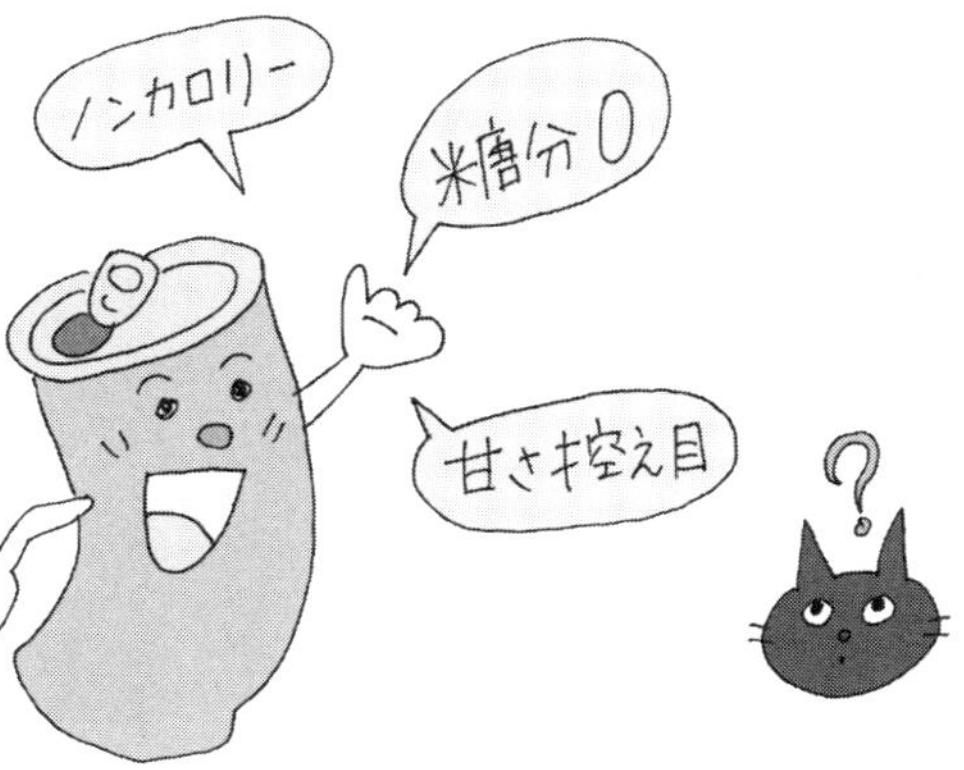

【第39話】有機農産物にはJAS認証マーク

無農薬、無化学肥料で有機栽培した農産物は登録認定機関の検査を受けて合格すれば、「有機農産物」と表示した有機JASマークを付けて販売できる。有機農産物であると認められるには「種子を蒔く時までに2年以上（多年生の作物であれば3年以上）、化学合成農薬や化学肥料を使用していない農地で、無農薬、無化学肥料で栽培」しなければならない。そして、原料の95％以上に有機農産物を使用して、食品添加物や化学薬剤を使わずに加工した食品は「有機農産物加工食品」のJAS認証マークを付けることができる。

完全に無農薬、無化学肥料の有機栽培農業は環境や自然の生態系に優しいが、現実には実行しにくい。化学農薬や化学肥料を全く使わないと病虫害が発生して作物の生育が悪く、収穫量が激減するので農家は有機栽培を敬遠する。現在、認定を受けて有機農産物を生産する農家は全国で5000戸、有機JASマークを付けた農産物は全体の0・18％に過ぎない。

だから、JAS認証マークの付いた有機農産物を購入しようとしても探すのが難しい。完全に無農薬、無化学肥料ではないが、使用量を従来の半分以下に減らして栽培したものは特別栽培農産物と表示して販売できる。生協の売店やデパートの野菜売り場などでよくみかける「減農薬栽培」、あるいは「減化学肥料栽培」と表示した野菜がそれである。これらは農薬や化学肥料を最小必要量だけに使用して栽培したものであるが、検査を受けていないから信用できないものも多い。

有機農産物であると保証するJASマーク

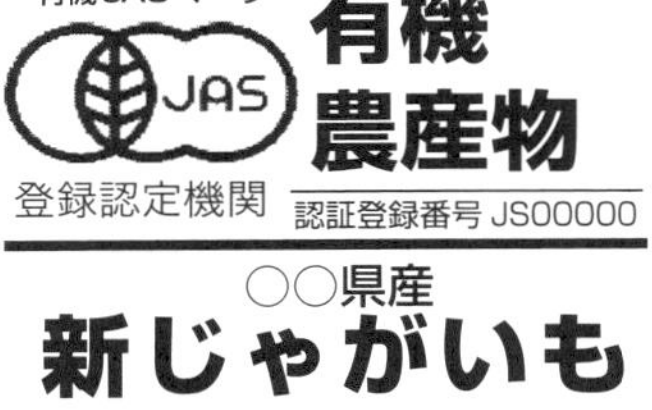

【第40話】 優良食品工場にはＨＡＣＣＰ認証

食中毒の発生は一時期減少していたが、最近では年間、２０００件ぐらいに増加して、患者数も年間、３～５万人に及んでいる。食中毒菌でなくても、乳酸菌や野生酵母などが食品に混入すると、混濁や不快な味、匂いを生じるので品質事故になる。

加工食品、調理済み食品、中食、外食は利用規模が拡大しているから、万一にも中毒が発生すればすぐに被害者が1万人を超える巨大な事故になりかねない。平成8年に堺市の学校給食で起きた病原性大腸菌、Ｏ－１５７による集団中毒、平成12年に起きた雪印乳業製品での黄色ブドウ球菌毒素による食中毒事件がそれである。

そこで、乳製品、食肉製品、水産練り製品、レトルト、缶詰、清涼飲料などの食品工場では衛生管理を徹底して行う「総合衛生管理製造過程」を実施している。合格すると、製品に「ＨＡＣＣＰ承認マーク」を付けることができる。

ＨＡＣＣＰとは、食中毒の原因になる微生物や残留農薬、抗生物質、洗浄剤、殺虫剤、金属片、ガラス屑などの危害物質が製品に混入しやすい製造ポイントを探りだして、そこを重点的に洗浄、検査する「最重点ポイント管理」のことである。もともと、万に一つの見落としも許されない宇宙ロケット開発で実施されていた方法であり、勘や経験に頼ることなく、科学的な根拠とデータに基づいてもっとも危ないところを予測し、重点的に監視して食中毒や、食品危害を極限まで減らすのである。

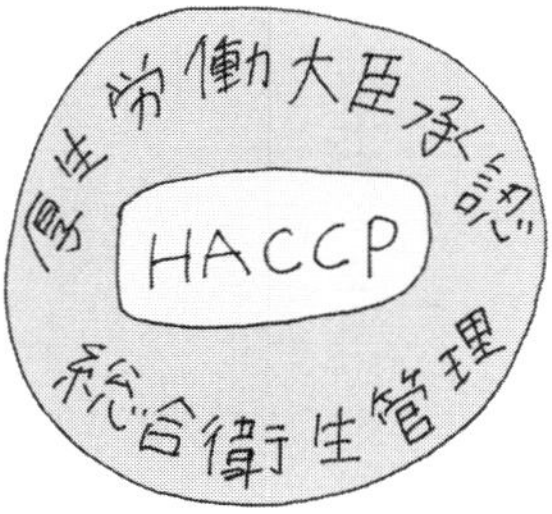

【第41話】食品表示の偽装を駆逐する

私たちは食品表示により食品の原料や原産地だけでなく、生産方法まで確かめることができる。ところが、食品の安全、安心を守る命綱ともいうべき食品表示を偽装する事件が相次いで起こり、消費者は「表示で嘘をつかれたら防げない」、何を信じてよいのかと不信感を強めている。

例えば、豚肉のミンチを着色して牛肉ミンチと名称を偽装し、輸入牛肉や豚肉を国産と偽装する。ウナギ、牛肉、わかめ、ズワイガニ、生ガキなどの原産地を有名産地に偽装し、ブランド米の品種を偽って表示するなどである。また、加工食品の賞味期限を付け替えることも多い。平成21年には違反をして商品を自主回収した事例が723件もあり、警察庁が摘発した悪質な違反事件も上半期に23件あった。

食品の表示違反は全国の保健所、農水省の食品表示Gメン1800人、農水省や都道府県から委嘱された4000人の民間人食品表示ウオッチャーなどにより常時、監視されている。また、農林水産省の「食品表示110番」への内部告発や情報提供はこの数年増え続け、年間2万件を超えている。通報した従業員を解雇するといった報復を禁じる法律もできた。

虚偽の表示をした企業には最高1億円の罰金が課せられ、悪質なものは企業名も公表される。賞味期限が切れた商品に新しい日付を付け直して出荷していた石屋製菓や赤福は営業禁止処分を受けた。また、これまで見破りにくかった偽ブランド米や輸入野菜の国産偽装などはＤＮＡ分析、微量元素分析などで迅速、正確にチェックできるようになった。国産米については産地情報を公開する米トレーサビリティ制度が平成23年7月から発足する。

しかし、何よりも消費者が「生産量が限られている魚沼産コシヒカリがあちらにもこちらにもあるはずがない」と偽装を見抜くだけの食品知識をもち、消費者の信頼を裏切るような不祥事を起こした企業の製品を買わないようにして市場から追放することが一番である。平成19年には期限が切れた牛乳、ジャムなどを洋菓子の原料に転用した不二家が製造休止処分を受け、食べ残された食材の使い回しが発覚した料亭船場吉兆や食肉製品の原料を偽装していたミートホープ社が廃業に追い込まれたことは記憶に新しい。

【第42話】 初めて経験する食品不安

毎日の食べている食物に健康に悪影響がある化学物質が含まれているのではないか、と心配をしなくてはならない嘆かわしい時代になった。

だれでも心配しているのは残留農薬と食品添加物である。第二次大戦後に使用するようになった殺虫剤、殺菌剤、除草剤などの化学合成農薬は農作物の病虫害や雑草の駆除に目覚ましい効果を発揮し、農産物の収量を飛躍的に向上させた。しかし、散布した農薬はごく一部であるが農作物に残留して私たちの口に入ることになる。また、加工食品に使用される殺菌剤、着色料、増粘剤などの食品添加物の中には天然にはない化学合成物質があって、知らず知らずのうちに毎日口にすることになる。もちろん、農薬や食品添加物は厳重な試験をパスして安全であることを保証されたものが使われるのであるが、消費者はそのことをよく知らないから全て危険なものだと思い込んでいる。

最近では農薬や食品添加物のほかにも、これまで経験したことのない新しい危険物質が食生活を脅かすようになった。遺伝子を組換えて害虫に食われないようにしたトウモロコシとか、除草剤で枯れなくなった大豆などが平成8年から輸入されるようになり、それが納豆や豆腐、味噌、サラダ油などに加工されていると聞かされると不安になる。また、産業廃棄物の焼却炉から排出される塩素化合物、ダイオキシンは大気や河川を汚染して魚の体内に蓄積するから、私たちが食べると性ホルモンが撹乱されてがんを誘発する危険性があるらしい。

平成13年には千葉県で狂牛病（ＢＳＥ）に感染した牛が発見され、牛肉がいっせいに敬遠される大騒ぎが起こった。アメリカでも狂牛病が発生したので、感染検査をしていないアメリカ産牛肉の輸入がストップした。ほぼ同じ時期に、鳥インフルエンザが発生し、鶏肉や卵を食べると感染するのではないかと心配した人もいる。

かつては日常の食物にこのような心配をする必要はなかったのに、今では名前を聞いたこともない危険物質が食物に混入して健康に悪影響を及ぼすのではないかと心配しなければならない。どの程度に危険なものなのかという科学的知識がないと、安心して食物が選べない時代になったのである。

【第43話】化学合成農薬を使うとどうなる

第二次大戦後に開発されたＤＤＴ、ＢＨＣ、パラチオンなどの殺虫剤や酢酸フェニール水銀などの殺菌剤、２,４−Ｄという除草剤などは農作物の病虫害や雑草の駆除に優れた効果があり、そのおかげで農産物の収量が飛躍的に増加して当時のひどい食料不足を克服することができた。世界的にみても、20世紀の後半に25億人から60億人にまで急増した地球人口を何とか養えたのは、これら化学合成農薬と化学肥料のおかげで食料が飛躍的に増産できたからである。

ところが、これらの化学合成農薬によって農家の人々はしばしば急性中毒を起こし、死亡事故も起きた。昭和30年代には毎年４００人から２０００人近い被害者が出たのである。そして、多量に散布されたＤＤＴやＢＨＣなどの影響で田や畑からトンボ、蝶、ドジョウなどが姿を消してしまった。

もとより、病害虫を駆除するために散布する農薬であるから、駆除しようとする害虫以外の昆虫や魚、鳥などにも強いダメージがあるのは当然である。さらに、当時の化学合成農薬は自然界で分解されずに大気、河川、土壌に残留し、蓄積することが多かった。その結果、野生生物の生態にも数々の異常現象が見つかり、人間にもがんが多発するのではないかと心配された。

そこで、農薬の使用規制が始まり、毒性の強い農薬、残留性の強い農薬は全て使用禁止になった。現在、使用している農薬はすっかり安全なものに取り替えられ、使用量も半減している。だから、ホタルやドジョウ、メダカが再び戻ってくるようになり、化学合成農薬の恐怖は何時しか忘れられようとしていた。

ところが30年もたってから、かつて使用したＤＤＴやＢＨＣがいまだに自然界に残留していて、私たちの性ホルモンの働きをかく乱していることが指摘された。また、輸入の中国産ホウレンソウやネギなどに残留基準値を超える殺虫剤が見つかり、食べてはいけない「毒菜」と大げさに報道されることが続いた。消費者が再び「農薬は危険なものだ、使ってはならないものだ」と考えるようになったのは当然である。

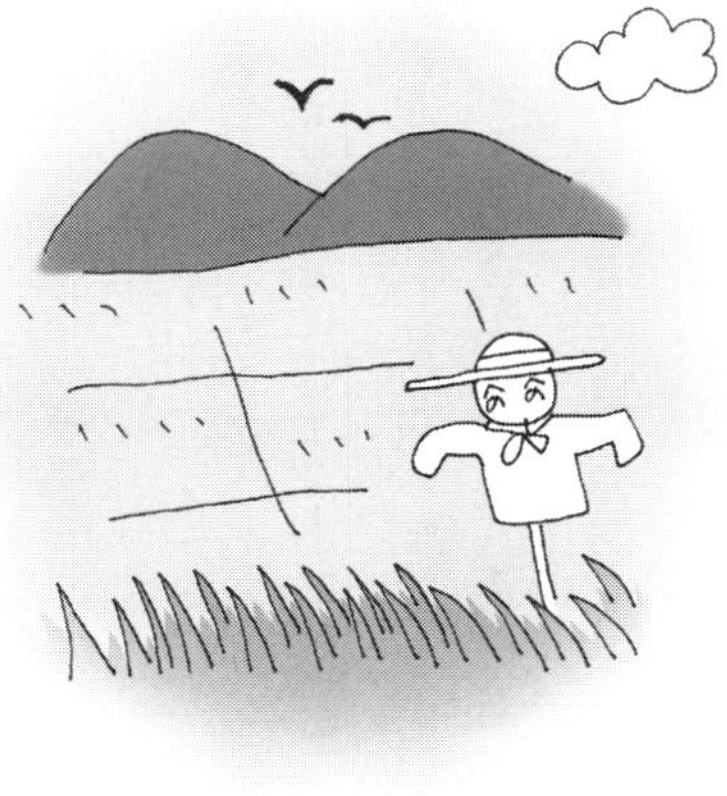

【第44話】 農薬はどのくらい野菜に残留するのか

化学合成農薬は決して安全なものではないが、使用しなければ病虫害や雑草がはびこり農作物の収量が激減するので、販売農家は農薬を使用することを止められない。

そこで、農薬によって健康被害や環境被害が生じないように、現在使っている農薬は、病害虫や病原菌には毒性があるが人畜には毒性が弱く、しかも使用後は1年以内に分解して自然界に残留、蓄積することがなく環境への悪影響が少ないものが選ばれている。

さらに、その農薬が農作物に付着、残留して私たちの口に入ることがあっても残留基準値以下なら安全であることが確かめられている。まず、実験用のネズミなどに1カ月、3カ月、あるいは1年間、毎日、餌に混ぜた農薬を食べさせて慢性毒性の有無や消化器、循環器、神経系などへの影響を検査する。妊娠中のネズミに食べさせて胎児や仔への影響がないかを調べる繁殖試験や催奇形性試験を行い、一生涯にわたって食べさせ続けてもアレルギーを起こさないか、発がん性がないか、検査する。

これらの試験で実験動物に一生、食べ続けさせても何ら影響がない無毒性量が判明するから、その百分の一を私たち人間の1日許容摂取量（ＡＤＩ）と決める。人間はネズミより抵抗性が弱く、老若男女の個人差もあるので、安全を見込んで百分の一にするのである。農薬は決して安全なものではないが、1日摂取許容量以下のごく微量なら、一生を通じて毎日口にすることがあっても健康には悪影響がないと科学的に判断するのである。

次に、その農薬を散布する作物ごとに残留基準値を決める。例えばトマトなら1日に平均して0・5個は食べるから、0・5個に付着する残留農薬は多くても1日許容摂取量を20％下回るように決める。それが残留基準値である。農家は収穫するトマトに残留基準値を超えた農薬が残留しないように、農薬の散布濃度や回数、収穫前の散布禁止などの使用基準を守らねばならない。残留基準値を超えて農薬が残留している農産物は販売を禁止されている。

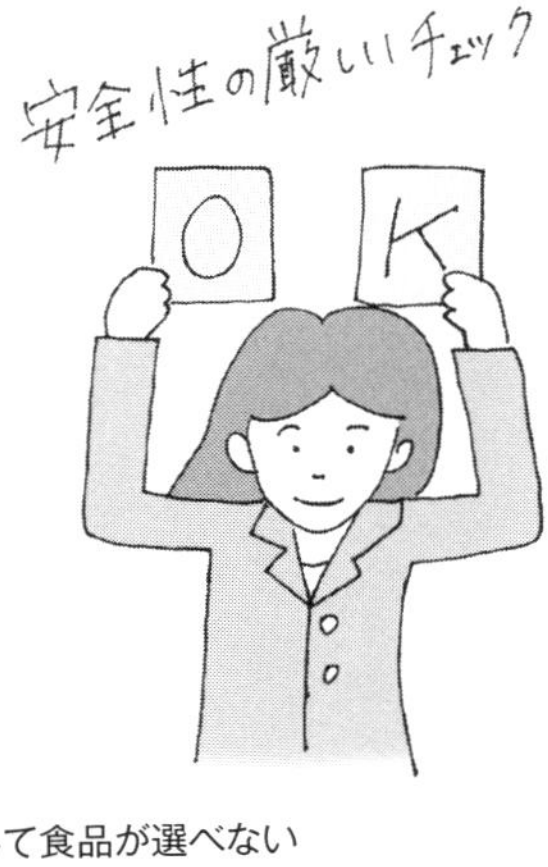

【第45話】

知らないうちに食べている農薬はどれだけ

スーパーで売られている野菜に農薬が残留していることがあっても、残留基準値以下であればその野菜を一生、毎日食べ続けても健康被害に遭う心配をしなくてよい。

農産物に農薬の残留があるか、ないか、残留基準値をオーバーしていないかなどは、厚生労働省が自治体と協力して監視している。国産の農産物は店頭で無差別に選んで検査をし、輸入農産物は空港や港の食品検疫所で全体の10％を抜き取り検査する。残留基準値を超えていれば送り戻すか、その場で廃棄させる。日本で使用を許可されていない農薬が使われていれば、さらに厳しく0・01ppm以上の残留を認めない。

最近の検査結果によれば、国産農産物と輸入農産物のどちらも4割程度のものに農薬の残留が検出されている。しかし、残留している農薬はそれぞれの残留基準値を超えてはおらず、超えているのは0・02％程度に過ぎない。殺虫剤が残留基準値を超えて残留していると報道されて大騒ぎになった中国産野菜はこのごくまれなケースなのである。しかも、その後、冷凍野菜も検査されることになり、日本の輸入商社が現地で農薬の使用指導をするようになったので、一時のようなひどい農薬汚染は少なくなっている。

たとえ、農薬が少し残留していても野菜や果物の表面に付着しているものは、水洗い、皮むき、調理で１００％近く除去できる。それでもごくわずかの農薬は知らず知らずのうちに私たちの口に入るので、国立の研究機関では、日本人の平均的な食事内容に合わせて食材を買い集め、調理したものをすり潰して農薬の混入を検査している。

その結果によると、１日の食事でわれわれの体内に入る農薬は17種類であったが、その摂取量はどの農薬についてもせいぜい数マイクログラム（１マイクログラムは百万分の１グラム）であり、１日許容摂取量（ＡＤＩ）に比べて、多いものでも５％、そのほかは０・５％以下であった。

この調査をみる限り、私たちが知らないうちに食べている（食べさせられている？）農薬はごくわずかであり健康に影響することはない。例外的に残留基準値を超えた農薬が残留している野菜があっても、それを一度や二度食べるだけであり、一生食べ続けるのでなければ健康被害を心配しなくてもよいと考えられる。

【第46話】

食生活を便利にしてくれる食品添加物

食品添加物は私たちの口に直接入るものであるから、例え安全なものであってもできる限り使用しないようにして、やむを得ず使用するときは必要最低量を使うようにしなければならない。

しかし、食品添加物を全く使用しないとなれば、ずいぶんと不便な食生活を強いられる。にがり（塩化マグネシウム）が使えないと豆腐は固まらなくなり、乳化剤（グリセリン脂肪酸エステル、レシチンなど）がなければマヨネーズは酢と油に分離してしまう。中華めんはかん水（炭酸カリウム）を使わないと独特のこしとうまみが出ない。ハム、ソーセージには発色剤（亜硝酸ナトリウム）を加えてピンク色に発色させる。たくあんは黄色4号色素でおいしそうに着色する。かまぼこなどにはソルビン酸などの

食品名	食品添加物の表示例
たくあん	調味料（アミノ酸等）、酸味料、＊ソルビトール、＊保存料（ソルビン酸K）、＊着色料（黄色4号、ウコン）、＊甘味料（サッカリンNa、甘草、ステビア）、＊糊料（グァーガム）、＊酸化防止剤（エリソルビン酸Na）
チューインガム	ガムベース、香料、軟化剤、＊マンニット、＊着色料（赤色3号、黄色4号）
かまぼこ	保存料（ソルビン酸K）、調味料（アミノ酸等）、着色料（赤色3号、赤色106号）、＊ソルビトール、＊リン酸塩（Na）
しょうゆ	＊保存料（安息香酸Na）、＊アルコール、＊甘味料（サッカリンNa、甘草、ステビア）、＊調味料（アミノ酸等）、＊酸味料、＊増粘多糖類

＊使用されることもある食品添加物
日本食品添加物協会資料より

郵　便　は　が　き

おそれいりますが、50円切手を貼ってお出しください

1620825

東京都新宿区神楽坂2—19
銀鈴会館内

（受取人）

筑波書房

行

ふりがな 御氏名　　　　　　　　　　　　　（年齢　　　歳）
御住所（〒　　　　　　　　　）
勤務先・御職業

愛読者カード

○このたびはお買い上げ下さいましてありがとうございました。今後の出版企画等の参考にさせていただきたいと存じますので、お手数ですがご記入のうえご投函下さい。

☆お買い上げいただいた書籍名

（　　　　　　　　　　　　　　　　　　　　　　　）

☆お買い求めの動機

(1) 書店でみて（　　　　　市町 郡村　　　　　書店 生協）

(2) 広告をみて（　　　　　紙〔誌〕　　　　　月〔号〕）

(3) 書評を読んで（　　　　　紙〔誌〕　　　　　月〔号〕）

(4) 推薦されて　　　（5）その他

☆本書についてのご意見・ご感想

☆今後の発行書についてのご希望（テーマや著者など）

☆本書に関心をお持ちになりそうな方をご紹介下さい。

保存料を使わないと買い置きしておける期限が短くなり、うっかり食べて食中毒を起こしかねない。

色つやの悪いのを辛抱すれば、食品添加物を使わなくても加工できるものもあるが、その代わり良い材料を選び、製造に手間をかけるので小売値段は高くなる。現在の食生活では昔のように生鮮食材だけでなく、いろいろと便利な加工食品を使っている。食材への支出の6割が加工食品を購入するのに使われているぐらいだから、もし、食品添加物を嫌って加工食品を一切使わないとすると満足に食事が作れなくなる。

食品添加物は戦後間もないころは50品目程度で少なかったが、加工食品の普及に伴い急速に種類が増えて約1500品目にもなっている。その中には自然界には存在しない化学合成添加物もあるので、健康に悪影響が出ないように厳重な安全性の検査を行い、安全に使用するようにしなければならない。

食品添加物はここに使われている

食品名	食品添加物の表示例
炭酸飲料（果汁 10%未満）	（オレンジ果汁入りの場合）香料、酸味料、＊着色料（カロチン）、＊保存料（安息香酸 Na）
ウインナーソーセージ	＊カゼイン Na、＊調味料（アミノ酸等）、＊リン酸塩（K）、＊酸化防止剤（ビタミン C）、＊保存料（ソルビン酸 K）、＊着色料（アナトー）、発色剤（亜硝酸 Na）
ロースハム	＊調味料（アミノ酸等）、＊リン酸塩（Na）、＊酸化防止剤（ビタミン C）、＊保存料（ソルビン酸 K）、発色剤（亜硝酸 Na）
食パン	イーストフード、＊乳化剤、＊ビタミン C、＊保存料（プロピオン酸 Ca）
即席油揚げめん（添付調味料）	かんすい、増粘多糖類、調味料（アミノ酸等）、＊ソルビトール、＊カロチン色素、酸化防止剤（ビタミン E）
さきいか	保存料（ソルビン酸 K）、調味料（アミノ酸等）、酸味料、甘味料（甘草、ステビア）、ソルビトール、＊リン酸塩（Na）

【第47話】食品添加物を安全なレベルで使うには

現在、登録されている食品添加物の中には化学的方法で製造された指定添加物が356品目ある。しかし、その大部分は化学的方法で製造されてはいるが、天然の食材に含まれている成分と同じものであるから、異常に多量を食べない限りは心配がない。例えば、化学調味料といわれているグルタミン酸ナトリウムは昆布の旨み成分として知られているアミノ酸である。酸味料として使われる乳酸は乳酸菌が生産する有機酸であり、乳酸発酵飲料やヨーグルトに多い。またクエン酸はかんきつ類の果汁に多量に含まれている有機酸である。

しかし、保存料としてよく使われるソルビン酸のように、自然界には全く存在しない人工の化学物質が66品目あるので、それらは食べても安全であるかどうか厳重な試験が行われる。まず、実験用のネズミに食べさせて急性毒性の強さを確かめ、さらに1カ月あるいは1年間、毎日食べさせて慢性毒性の強さや臓器、神経系への影響を検査する。胎児や仔への影響の有無、発がん性の有無などを検査する。その結果により、ネズミに一生涯毎日食べ続けさせても何ら影響がない摂取量（無毒性量）が判明する。そこでネズミと人間の抵抗性の違いを考慮して、その百分の一を私たち人間が一生涯毎日食べ続けても安全な1日許容摂取量（ＡＤＩ）に決める。

添加物を実際に使用するときには、1日に食べる食品に1日許容摂取量を超えて添加しないように、食品ごとに最大使用限度が決められている。例えば、亜硝酸ナトリウムを食肉製品の発色剤として使用するときには、食肉1キログラムに50ミリグラムまでと決められている。もちろん使用限度いっぱいまでは使用しないで、なるべく少なく使うのが普通である。

東京都の保健所が年間6万4千点の加工食品を抜き打ちに検査したところ、食品添加物の使用基準に違反しているものは33件とごく僅かであったので、使用限度は守られていると安心してよい。

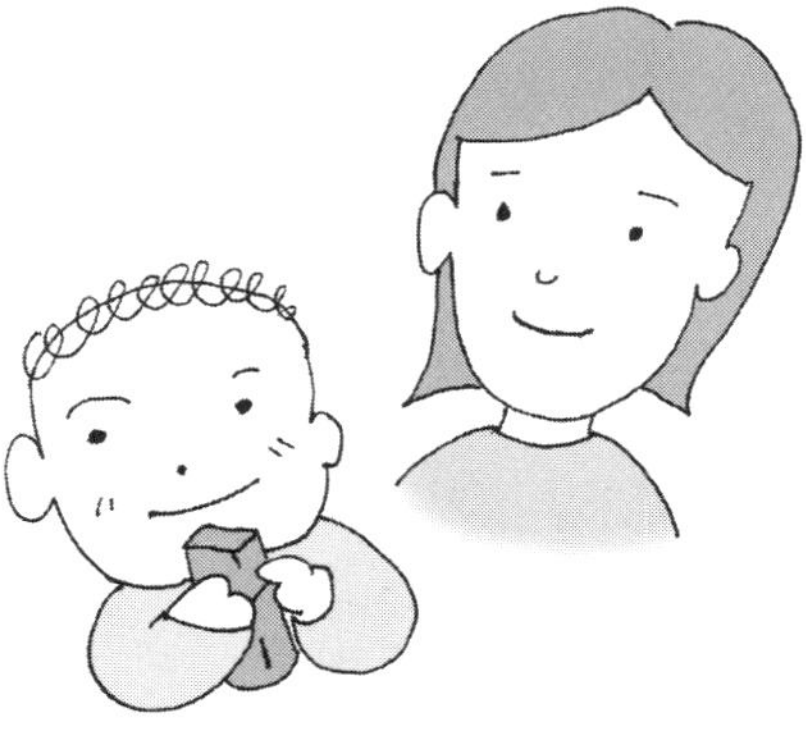

【第48話】

毎日食べている食品添加物はどのくらいか

ほとんどの加工食品には何らかの食品添加物が使われているから、私たちは知らず知らずのうちに多くの食品添加物を食べることになる。

国立医薬品食品衛生研究所では、日本人の食事内容に合わせて食材をスーパーなどから買い集め、1日の献立にしたがって食材をはかり取り、そこに含まれている食品添加物を検査している。その調査結果によると、私たちが1日に食べている食品添加物は約100種類、合計量は約21グラムになる。私たちは1年間に8キログラムもの食品添加物を食べさされているのだから恐ろしいと週刊誌などで騒がれる根拠はこれである。

しかし、その大部分は天然の食材にも含まれている乳酸、クエン酸、リン酸、リンゴ酸などである。加工食品に含まれている乳酸やクエン酸は、どれだけが天然のもので、どれだけが添加されたものなのか区別しにくいが、どちらにせよ毒性は全くなく、安全である。

問題になるのは天然には存在しない化学合成の添加物を、1日に37種類、33ミリグラム（1ミリグラム＝千分の1グラム）食べていることである。その大部分はかまぼこ、ハム、佃煮などの腐敗を防ぐソルビン酸と生めんや餃子の皮などの乾燥を防ぐのに使われるプロピレングリコールであった。しかし、ソルビン酸の摂取量は1日に18ミリグラムで、一生食べ続けても健康への悪影響がないと考えてよい1日許容摂取量の1・2％である。プロピレングリコールは1日に11ミリグラムを食べているが、これも1日許容摂取量の0・7％に過ぎなかった。どちらも健康への悪影響はないと考えてよい。

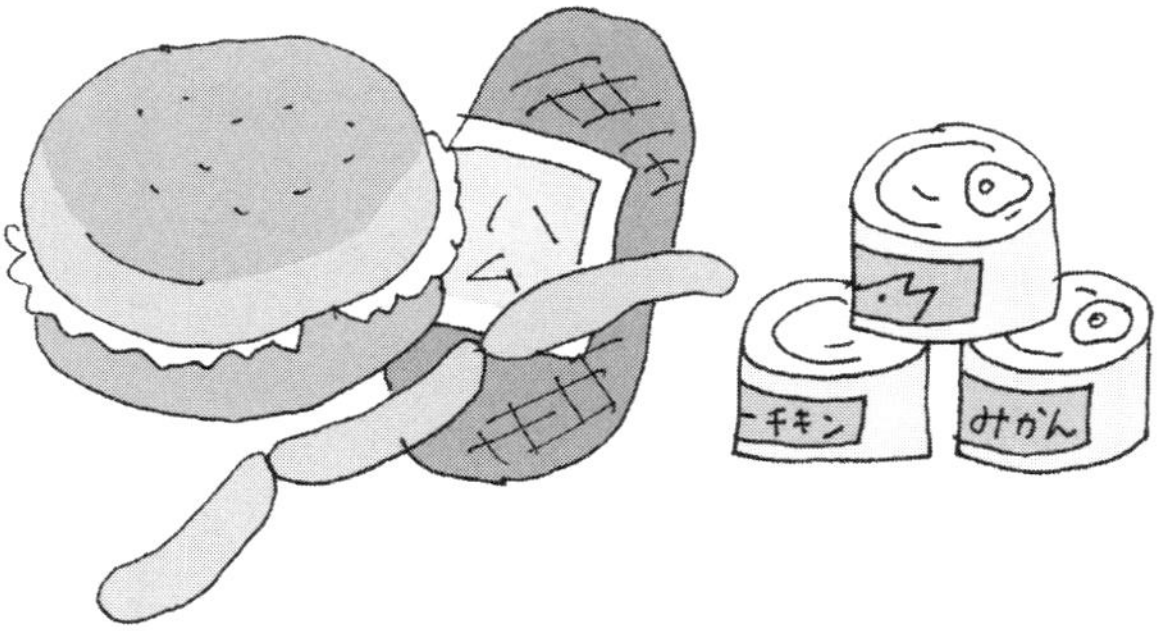

【第49話】

天然物質であれば安全だろうか

化学合成農薬と化学合成添加物は自然界には存在しない人工の化学物質であり、どちらも食事のたびにごく僅かではあるが私たちの口に入るものである。すでに説明したように、1日許容摂取量以下であれば一生、毎日食べ続けても健康には何らの悪影響がないと証明されてはいるが、本当に安心していてよいのであろうか。

科学といえども説明できないことがある。たとえば、複合汚染の問題である。個々の農薬や食品添加物の摂取量は許容摂取量の1％程度と少なくても、何十種類も同時に摂取しているのだから、その影響が加算されたり、相乗されたりして健康に悪影響を及ぼすのではないかという危惧である。このような複合効果が起きるかどうかは試験してみることが困難なのでまだ確かめられていない。

また最近、化学合成した食品添加物を避けて、天然の原料から取り出したものを使えば安全だと考える風潮がある。しかし、天然のアカネ色素に発がん性があるとわかって使用禁止なったことがある。私たちが日常的に食べている天然の食材にも毒性のある成分が少しではあるが含まれている。ジャガイモの芽にはソラニン、トマトにはトマチン、唐辛子にはカプサイシンがそれである。肉や魚を焼くときに生成するヘテロサイクリックアミンやポテトチップスを揚げるときに生じるアクリルアミドには発がん性がある。酒（アルコール）やコーヒは日常に飲んでいる程度でも発がんの危険性があることが指摘されている。

これら日常の食物に含まれている天然の毒性物質に比べれば、食品添加物や残留農薬により健康被害を受ける危険性はかなり少ない。少しぐらい危険なものでも、食べる量がごく少なければ無害であると考えてよい。専門の疫学者はがんの原因になるものは、日常の食物が35％、タバコが30％を占め、食品添加物や農薬、医薬品などの化学物質が原因になることは3％にもならないと推定している。例えば、食塩は1日に6グラム以上摂り続ければ高血圧症になると警告されている。すると、日本人が平均して1日に11グラム程度の食塩を摂取しているのをどう考えたらよいのだろう。

がんの原因について日本の主婦は誤解している

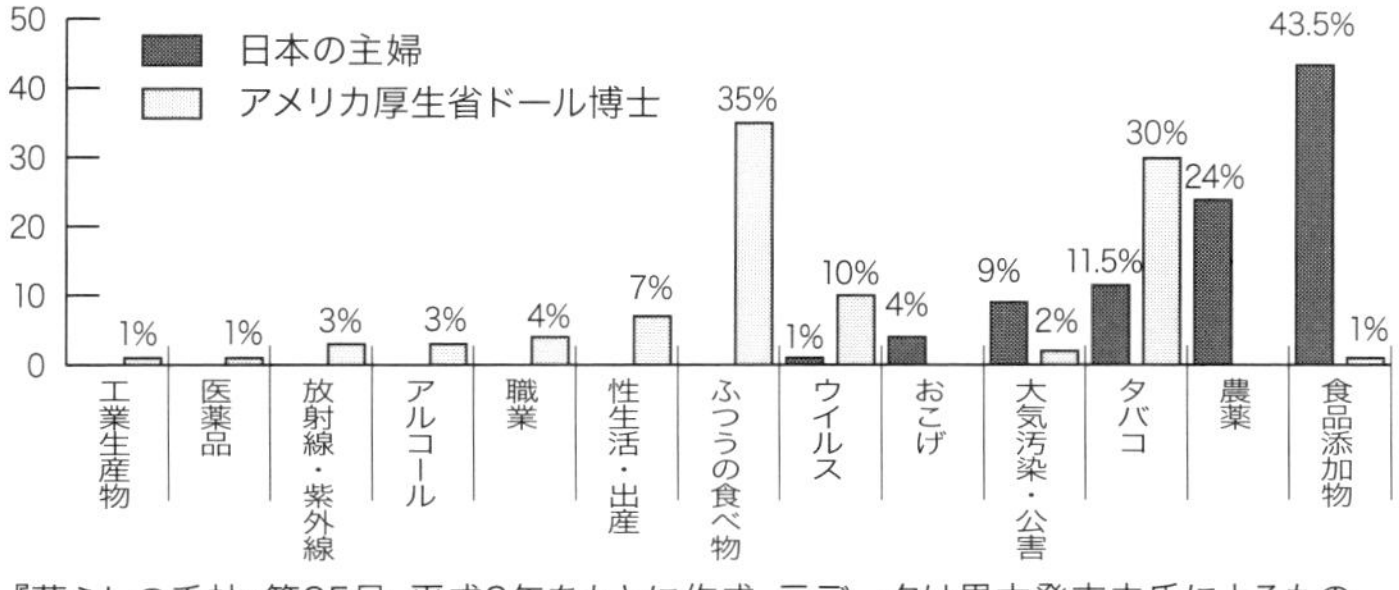

『暮らしの手帖』第25号、平成2年をもとに作成。元データは黒木登志夫氏によるもの

【第50話】水道水は大丈夫だろうか

日本は上水道が97％の地域で普及しているから、清潔で安全な飲み水が水道の蛇口から出てくるのが当たり前という世界でも恵まれた国である。

私たちは1日に水を食物から1リットル、飲み水として1リットル、合計、2リットルを摂ることが必要である。すると1年で730リットル、70歳まで生きるとすると約50トンの水を飲むことになるから、水は最も多量にして、もっとも重要な食料であるといってよい。そこで、飲み水の安全を確保するために、水道水に混入する可能性がある農薬など化学物質は水道水を毎日2リットル、70年間飲みつづけても安全であると考えられるレベル以下に管理されている。なお、塩素濃度が0・1ppm以上あるのは病原菌を殺菌するために塩素を注入しているからである。

ところが、昭和40年ごろから水源の汚濁が深刻化し、都市部の水道水はカビ臭くて飲めない、塩素殺菌を強くするので発がん性が疑われているハロゲン化合物、トリハロメタンが増えるなど、問題が多くなった。これら物質を除くために高度浄水処理が実施されてはいるが、まずいという苦情はいっこうに収まらない。一方、地方自治体では人口減少と高齢化で水の使用量が減り、水道設備の老朽化が進んでいる。

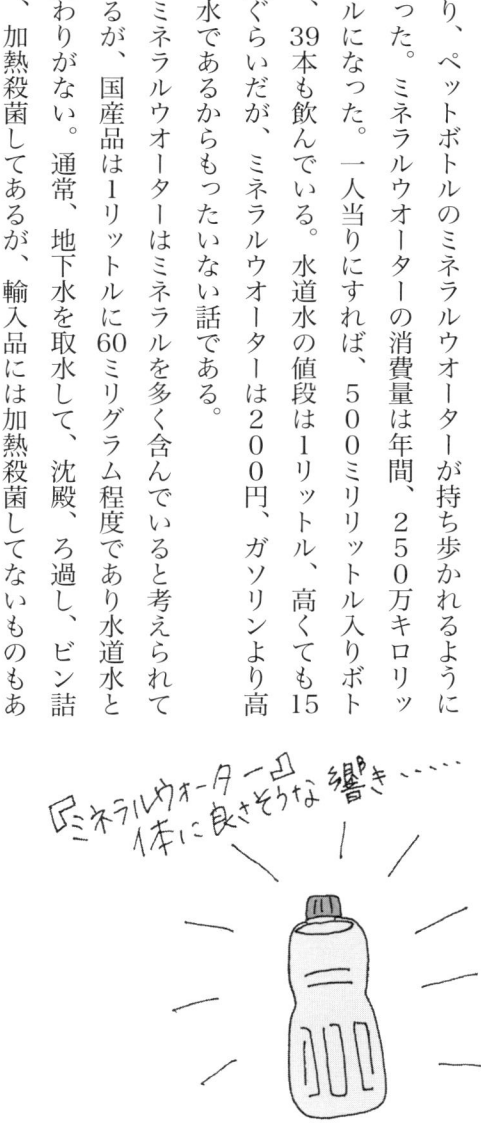

そのためであろうか、水道水をそのまま飲む生活習慣は少なくなり、ペットボトルのミネラルウオーターが持ち歩かれるようになった。ミネラルウオーターの消費量は年間、２５０万キロリットルになった。一人当りにすれば、５００ミリリットル入りボトル、39本も飲んでいる。水道水の値段は1リットル、高くても15銭ぐらいだが、ミネラルウオーターは２００円、ガソリンより高い水であるからもったいない話である。

ミネラルウオーターはミネラルを多く含んでいると考えられているが、国産品は1リットルに60ミリグラム程度であり水道水と変わりがない。通常、地下水を取水して、沈殿、ろ過し、ビン詰め、加熱殺菌してあるが、輸入品には加熱殺菌してないものもあるから注意しよう。

【第51話】

環境ホルモンは人類を滅ぼす？

もう10年以上前のことになるが、「環境ホルモン」という衝撃的な言葉がマスコミを賑わせたことがあった。かつて多量に使用していたDDTやBHCなどの有機塩素系農薬、都市ごみの焼却炉から放出されるダイオキシン、食器や哺乳瓶に使用していた人工樹脂、塗料などから溶け出す化学化合物などが、極めて微量ではあるが環境を汚染して人間や野生動物の内分泌物質、特に性ホルモンの作用をかく乱し、生殖や出産、発がんに悪影響を及ぼすことがあると報道された。このような化学物質が「環境ホルモン」である。

アメリカの生物学者、シーア・コルボーンらは「奪われた未来」という著書で、環境ホルモンによって野生生物に引き起こされた生殖異常を数多く紹介し、人間についても男性の精子が半減していることがあると指摘した。40年も前に使用していたDDTやBHCなどの塩素系農薬はいまだに、大気、河川、あるいは土壌に残留している。それがプランクトンに取り込まれ、小魚が食べ、さらにその小魚を大きな魚や海鳥が食べるという食物連鎖によって魚介類や鳥類の体内に10万～

100万倍に濃縮、蓄積されて生殖異常を引き起こすのである。

調べてみると、日本人が魚などを食べて体内に取り込むDDTは1日に3マイクログラム（1マイクログラムは100万分の1グラム）と少なく、1日許容摂取量の1％以下であるから大丈夫と考えてよい。ところが、授乳している母親であるとDDTは母乳に濃縮されるので、乳児には影響があるのではないかと懸念される。厚生労働省は母乳を飲むのは長くても2年間だから心配はなかろうと言っているのだが。

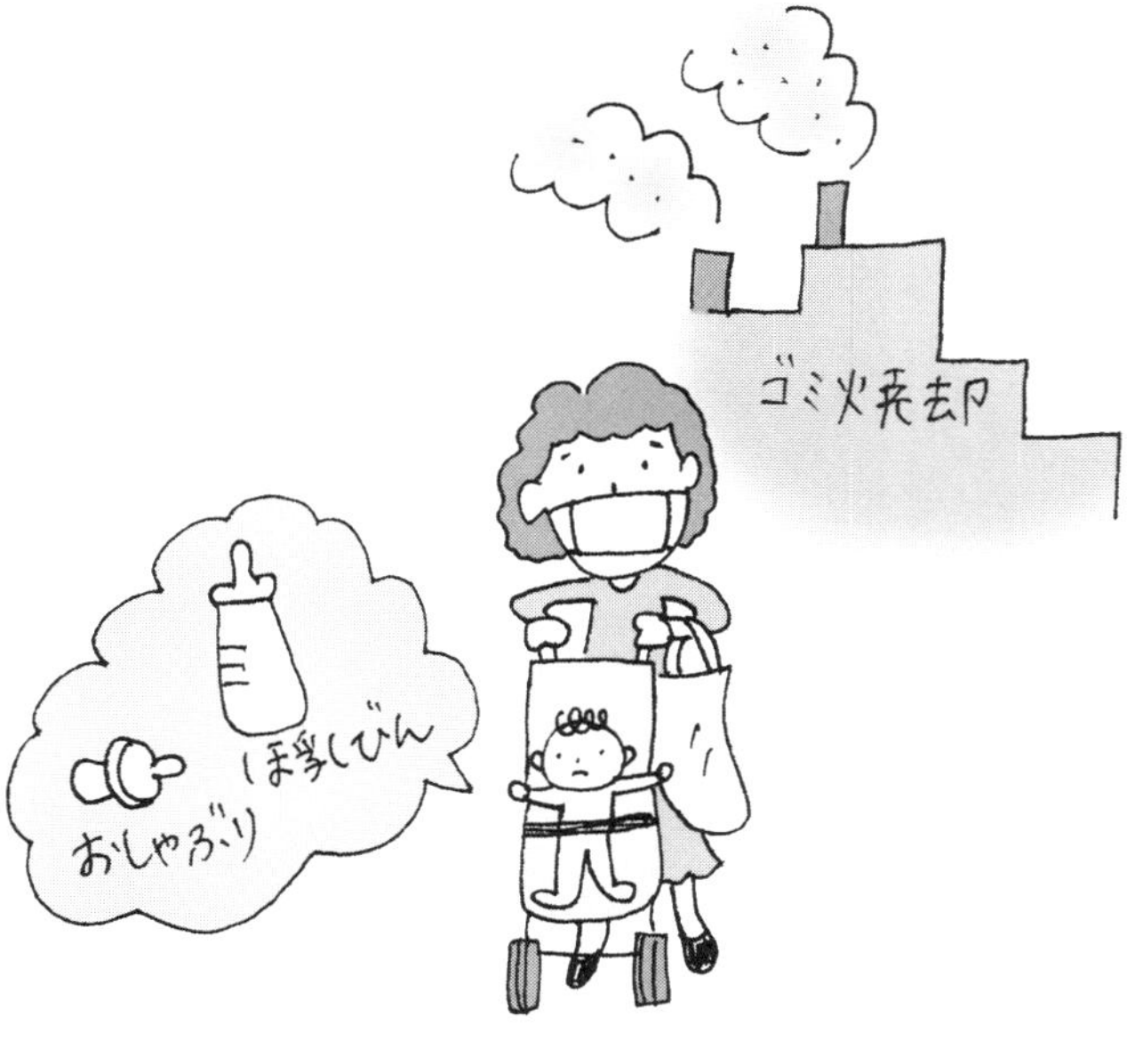

【第52話】

ごみ焼却炉から放出されるダイオキシン

ダイオキシンというのは塩素原子を数個含む複雑な化合物である。ダイオキシンには猛毒があり、低濃度でも女性ホルモンに似た作用を発揮して強い発がん性と催奇形性がある。ベトナム戦争でアメリカ軍がジャングルに大量に散布した枯葉剤に猛毒のダイオキシンが混入していたため、南ベトナムでは死産、流産、新生児異常が10倍にも増えた。体が連結した双生児、ベトちゃん、ドクちゃんはその不幸な被害者である。

ダイオキシンは都市ごみを焼却するときに塩化ビニールなどから生成し、排煙とともに放出されて大気、土壌、河川などを汚染する。それが主として魚介類に取り込まれて蓄積し、私たちの口に入ることになる。平成12年、産業廃棄物の焼却施設が密集している埼玉県所沢周辺で採れた野菜にダイオキシン汚染が見つかったと報道されるや、ダイオキシンによる食品汚染の不安が一気に高まった。幸い野菜の汚染は危険なレベルではなかったが、これを契機として全国的に焼却炉の改修が進められ、ダイオキシンの排出は少なくなった。

私たちの体内に入り込むダイオキシンはほとんど全部が食事経由であり、それも魚介類からである。体内に入り込むダイオキシンは一時に比べれば減少していて、成人であれば1日に75ピコグラム（1ピコグラムは1兆分の1グラム）程度である。ダイオキシンの1日許容摂取量は200ピコグラム程度であるから、それほどの心配はいらないと考えられる。

しかし、授乳をしている母親であればダイオキシンは母乳に蓄積されるから、その母乳を飲む乳児に移行する。乳児の1日摂取許容量の30倍近いダイオキシンが移行するのであるが、母乳を飲む期間は短いから心配しなくてもよいのかどうか、乳児を実験台にして調べるわけにもいかず、確かめようがない。

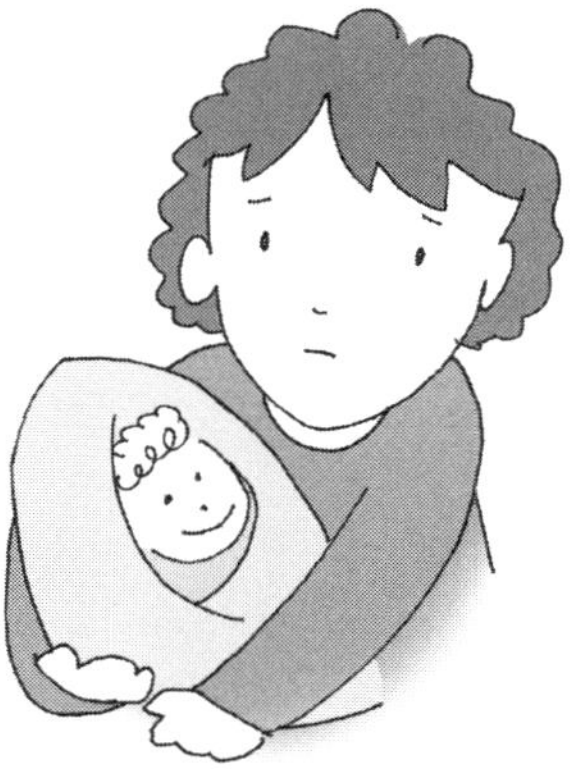

【第53話】環境ホルモンはどこに消えたのか

ポリカーボネート樹脂製の食器や哺乳瓶などからは樹脂に硬化しないで取り残されていた原料のビスフェノールAが溶け出すことがある。缶詰の内面塗装に使うエポキシ樹脂から溶出することもある。この化合物には女性ホルモンの2万分の1程度の弱いホルモン作用がある。

おしゃぶり玩具、輸血用血液バッグ、弁当の箱詰め作業に使う手袋など柔らかな塩化ビニール製品からは、塩化ビニールを柔軟にする可塑剤、フタル酸ジエチルヘキシルが数マイクログラム程度ではあるが溶け出して女性ホルモン作用を示すことがある。幸い、ビスフェノールAやフタル酸ジエチルヘキシルの摂取量は1日許容摂取量の10分の1程度と考えられている。

トリブチルスズやトリフェニルスズなどの有機スズ化合物は藻類、貝類の増殖を防ぐので、漁船の船底や漁網の塗料に使用されていたことがある。しかし、それが海水に溶けだして水生生物に蓄積し、巻貝に性器異常が生じたので使用禁止になった。カップめんの発泡スチロール製カップに湯を注ぐと、スチロール樹脂の原料であるスチレン・ダイマーやトリマーが数マイクログラム溶け出す。これも環境ホルモンとして働くのではないかと心配されたことがある。

我々は食品添加物や農薬だけでなく、医薬、化粧品、洗剤、プラスチック製品などに10万種類もの人工の化学物質を使っている。これら化学物質を製造し、使用する過程でごく一部が環境中に放出されるから、それを吸い込んだり、食事とともに体内に取り込んだりすれば、何らかの健康被害を生じる危険がある。環境省がＤＤＴ、ＰＣＢ、ダイオキシン、ビスフェノールＡなど環境ホルモンとして働く疑いがある化学物質65種類について調査したところ、現在、大気や河川を汚染している超微量の濃度ならば、魚に影響するものはあっても人間に影響することはないと報告している。かつて報告された野生生物の生殖異常の多くは工場事故などによる局地的あるいは一時的の濃厚汚染の結果であったらしい。

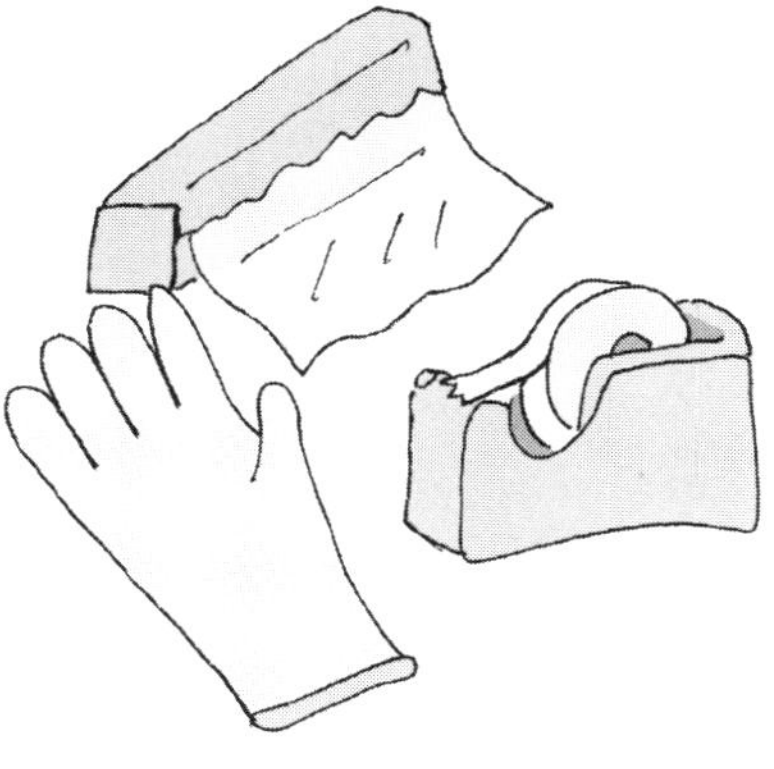

【第54話】

遺伝子組換え農産物の使用表示

遺伝子組換え農産物が輸入されるようになってから14年にもなるが、いまだに消費者の8割の人は遺伝子組換え農産物は怖いものと考えている。ところが、遺伝子組換えがどういうものであるかいうことはよく知られていない。

問題になっている遺伝子組換え農産物とは、遺伝子組換え操作によって害虫の食害を受けにくくなったトウモロコシ、除草剤で枯れなくなったトウモロコシや大豆などである。これら作物は虫に食われにくいから殺虫剤の散布回数を減らせる、あるいは強力な除草剤を使用しても枯れないから雑草を駆除する手間が省ける。したがって、遺伝子組換え農作物の栽培面積はアメリカを中心に25カ国、1億3千万ヘクタールに広がり、特にアメリカではトウモロコシの80％、大豆の92％が遺伝子組換え品種に替っている。

わが国ではトウモロコシは100％、大豆は95％を輸入に頼っているから、知らず知らずのうちにこれらの遺伝子組換え農産物を食べることになる。そこで、消費者の不安を解消するために、遺伝子組換え大豆、トウモロコシ、ジャガイモ、菜種、綿実を原料に使用した加工食品には遺伝子組換え農産物を「使用」したと表示することが義務付けられている。ただし、醤油、サラダ油、水飴などは製造する過程で遺伝子や組換えタンパクが分解して除去されるので、表示しなくてよい。

なお、遺伝子組換え農産物を使用していなければ、「使用していない」と表示するか、しないかは任意である。ただし、原料に遺伝子組換え農産物が少し混じっているかもしれない場合には「不分別」と表示しなければならない。

現在のところ、遺伝子組換え原料を「使用」と表示している加工食品は全く見当たらず、「遺伝子組換え原料は使っていません」と宣伝している製品ばかりが多い。ところが、DNA分析をしてみると遺伝子組換え原料が混入している製品が3割もあった。原料全体の5%までなら遺伝子組換え原料を使っていても「使用」と表示しなくてよい、あるいは原料の収穫、輸送時にたまたま生じた5%未満の混入ならば、「使用」と表示しなくてもよいと定められているからである。

近く、1%以上の混入は認めないことになるらしいが、それにしても知らずしらずのうちに遺伝子組換え農産物を食べさせられることになるから、消費者をごまかす底抜けザル表示と言わざるを得ない。

【第55話】

遺伝子組換え農産物は食べてもよいのか

青虫に食べられにくい遺伝子組換えトウモロコシにはバチリス・チューリンゲンシスという昆虫病原菌の毒素タンパクの遺伝子が組み込まれている。この遺伝子が作る毒素タンパクを蝶や蛾の幼虫が食べると死ぬから、この組換えトウモロコシは昆虫に食べられることが少なく収穫量が増える。

組換えトウモロコシに含まれている超微量の毒素タンパクは昆虫には有毒であるが、われわれ哺乳動物が食べても胃酸で分解され、吸収されないので無害であると考えてよい。

除草剤で枯れない遺伝子組換え大豆についても説明しよう。この大豆には土壌細菌の特殊なアミノ酸合成酵素の遺伝子が組み込んである。従来の大豆は除草剤、ラウンドアップ（商品名）によってアミノ酸合成酵素が働かなくなり栄養障害が起きて枯れるが、組換え大豆では除草剤に強い特殊な合成酵素が働くから平気である。従来は大豆が枯れないように、除草剤を薄めて何回にも散布して除草しなければならなかったが。組換え大豆であれば強力な除草剤を散布して雑草だけを枯らすことができる。大豆に組み込まれている土壌細菌のアミノ酸合成酵素は哺乳動物の体内では全く働かないので、私たちが組換え大豆を食べても危険はないと考えてよい。

もちろん、この組換えトウモロコシや大豆は従来の品種に比べて色や形、成分も栄養も全く同じである。唯一違うところは組み込まれた遺伝子が作り出した毒素タンパクあるいはアミノ酸合成酵素タンパクがごく微量含まれているだけである。

ところが、「遺伝子」を食べるのは怖いという人がいる。遺伝子は生物の細胞に必ず存在するものだから、肉も野菜も遺伝子の塊であるといってよい。牛肉を食べれば当然ながら牛の遺伝子を食べることになるが、牛の遺伝子が私たちの体内で活動することはない。そんなことが起きるなら、私たちは牛になってしまうではないか。

殺虫タンパク質遺伝子を導入した組換えトウモロコシの安全性

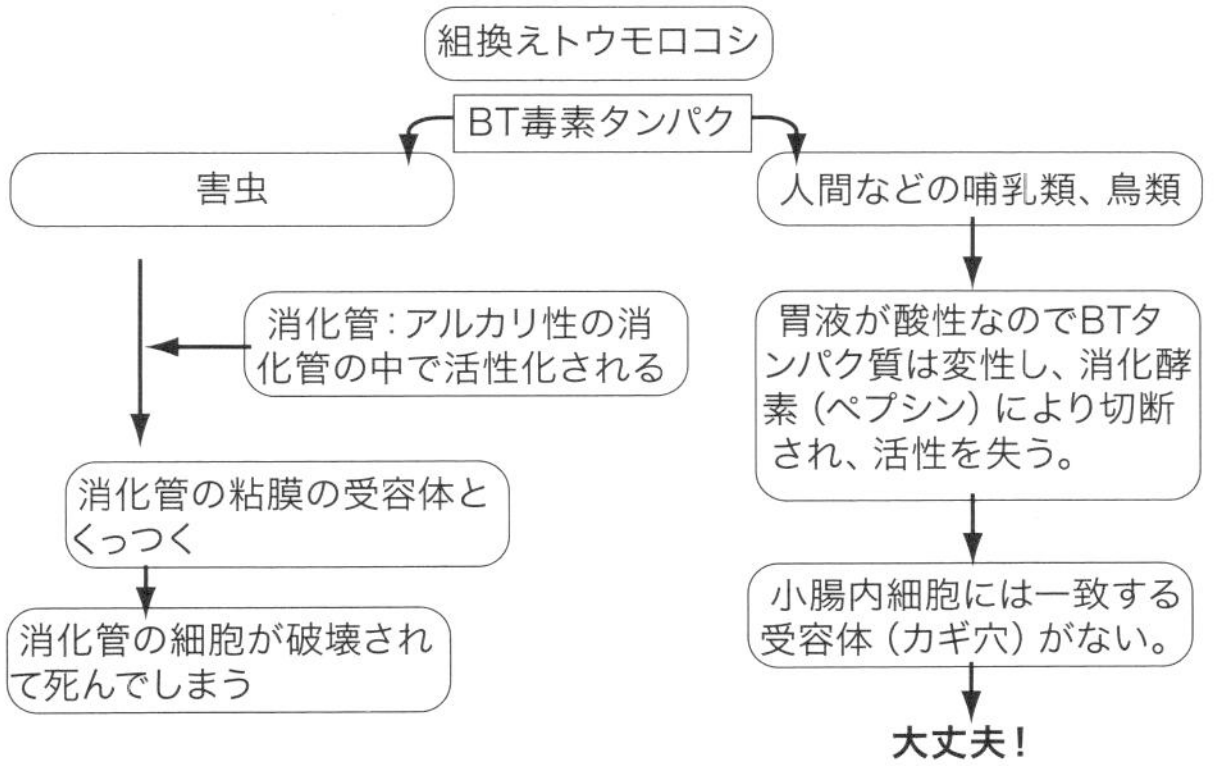
組換えトウモロコシ
BT毒素タンパク
害虫
消化管：アルカリ性の消化管の中で活性化される
消化管の粘膜の受容体とくっつく
消化管の細胞が破壊されて死んでしまう
人間などの哺乳類、鳥類
胃液が酸性なのでBTタンパク質は変性し、消化酵素（ペプシン）により切断され、活性を失う。
小腸内細胞には一致する受容体（カギ穴）がない。
大丈夫！

【第56話】食料不足を遺伝子組換え作物で解決しよう

病虫害や雑草による作物の減収は大きい。そこで、昆虫の食害に強い組換え作物や除草剤に抵抗性のある組換え作物を利用すれば、農作物の収量は増加し、しかも農薬の使用量を減らすことができるから環境への負担も軽減する。今後、遺伝子組換え技術により乾燥に強い作物や塩害に強い作物が作出できれば、砂漠や海辺でも農業ができるようになり、地球規模での食料不足を解決するのに役立つ。オレイン酸の多い大豆やトウモロコシ、βカロチンを含む米、鉄分が多いレタスなどができれば栄養改善に役に立つ。

しかし、「遺伝子組換え農産物には遺伝子が入っている」「遺伝子を食べるのは怖い」など初歩的な科学知識がないために反対する人が多い。また、遺伝子組換え作物は何千年も昔から食べていたものでないから危険だと言う人もいるが、昔から食べてきた食べ物であっても必ずしも安全とは言い切れないものがある。遺伝子組換え作物が実用化されてすでに15年たち、欧米諸国やインド、中国などで栽培面積は日本の全農地面積の26倍、1億3000万ヘクタールにも達している。したがって、遺伝子組換え農産物を食べている人や家畜は数えきれないほど多いわけだが、まだどこからも懸念されるようなことは報告されていない。

遺伝子組換え作物と交雑して除草剤で枯れないスーパー雑草が出現したらどうするかと心配する人もいる。我が国では遺伝子組換え作物の栽培を禁止している地方自治体が多い。それどころか、遺伝子組換え作物を研究するための試験栽培すら地元の反対があるので実施できないことがある。遺伝子組換え作物が自然の生態系や生物多様性を乱すという懸念を100パーセント否定はできないので、世界193カ国が加盟する生物多様性条約締結国会議（COP10）で討論されたが、結論は出なかった。

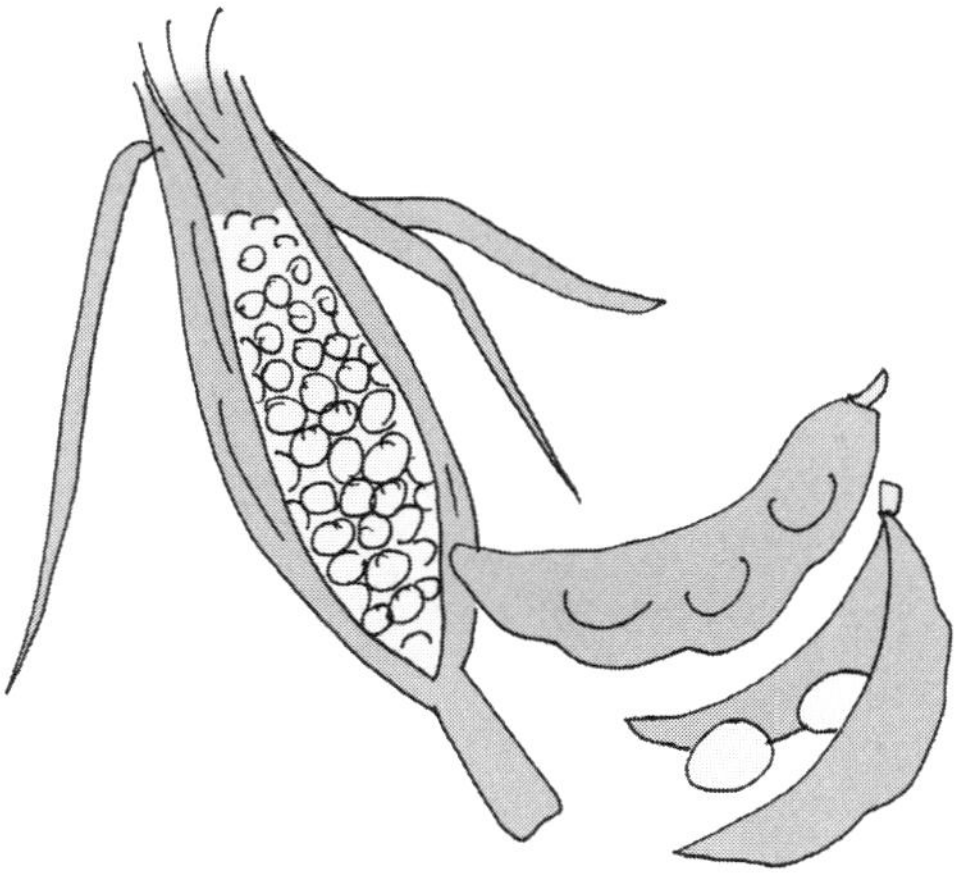

【第57話】 狂牛病（BSE）が日本に侵入

平成13年、千葉県で狂牛病の牛が発見されると、市場で牛肉がいっせいに敬遠される騒動が起こった。狂牛病は牛海綿状脳症（ＢＳＥ）と呼ばれている病気である。牛は脳の組織がスポンジ状になって空洞ができるため、神経中枢が働かなくなってよろけたり転んだりする。原因は脳神経細胞にあるプリオン・タンパクが異常プリオンに変質して蓄積、凝集するために、神経細胞が変性、壊死して脱落することである。

この異常プリオンが人に感染すると変異型クロイツフェルト・ヤコブ病を発症し、患者は精神機能が衰えて衰弱し、呼吸麻痺を起して死亡する。当時、イギリスでは狂牛病にかかった牛が18万頭も発生するようになり、それから感染したと思われるクロイツフェルト・ヤコブ病の患者が延べ１７０人も出た。

その頃、畜産用の高栄養飼料として牛や羊の骨、内臓などを乾燥、粉末にした肉骨粉を使用していた。イギリスで発生した狂牛病牛の肉骨粉がそれと知らずにヨーロッパ諸国などへ輸出され、狂牛病は世界100カ国に広がった。わが国でも輸入の肉骨粉を使用していたので、狂牛病の侵入を防ぎきれなかったのである。

そこで、監督官庁は輸入肉骨粉の使用を全面的に禁止するとともに、食肉にされる牛のすべてを解体の際に検査する「全頭検査」を実施することに決めた。脳に異常プリオンが蓄積していないかを検査して、異常があればその牛は全部を廃棄するのである。異常プリオンが検出されない牛であっても、汚染される可能性がある脳、脊髄、眼球、回腸遠位部は危険部位として除去して、食肉にすることを義務づけた。

これらの処置により狂牛病を発症する牛は国内ではいなくなり、クロイツフェルト・ヤコブ病らしき患者はイギリスに長期滞在していた男性1人を除いて発見されていない。しかし、消費者の不安はすぐには収まらず、牛肉の需要は半減してしまったままである。

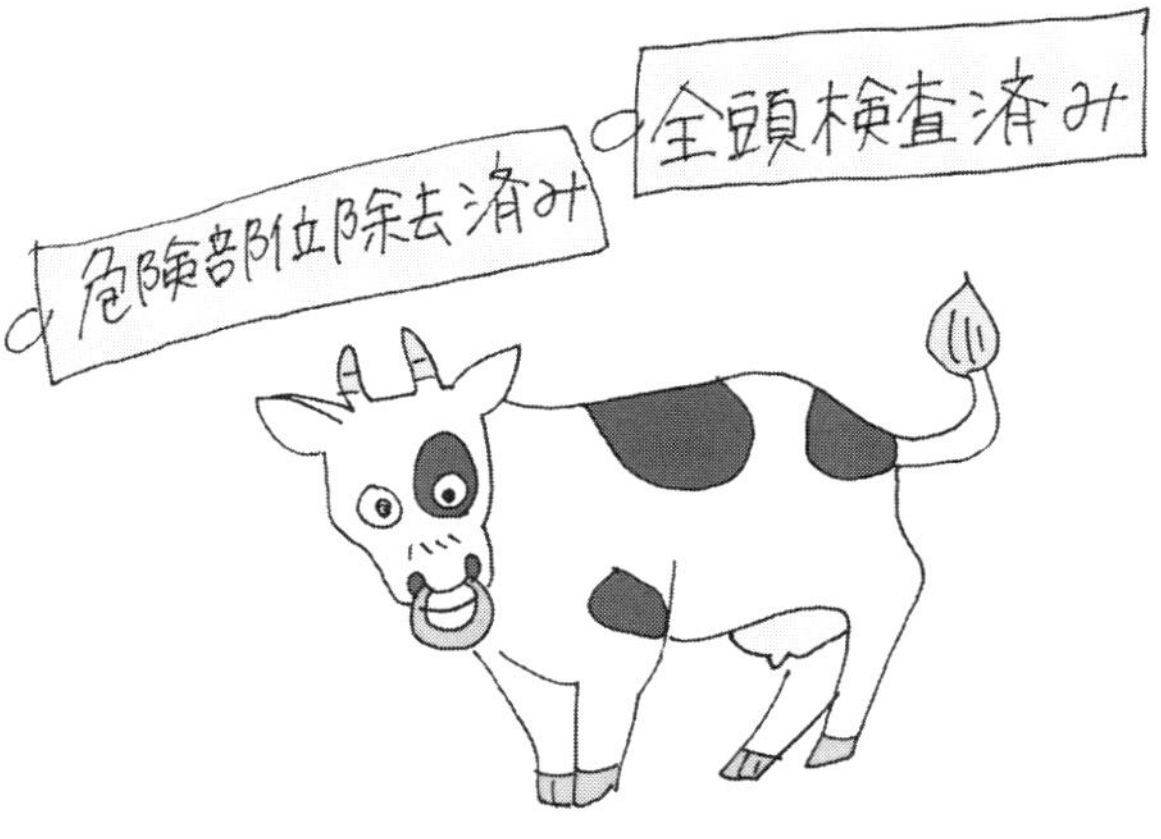

【第58話】安全な牛肉を供給するために

食肉にする牛は解体の際に脳髄を検査して、異常プリオンが蓄積していないかを「全頭検査」する。もし、異常プリオンが検出されれば、その牛は廃棄して食肉にはしない。検出されなかった牛も、念のため異常プリオンで汚染されやすい危険な部位である脳、脊髄、眼球、回腸遠位部を除去してから食肉にしている。

狂牛病の牛が最初に発見された直後から全頭検査が始まり、平成18年までの5年間で430万頭を検査したが感染していると判定された牛は18頭であった。

さらに、国内で生まれた飼育牛1頭ごとに個体認識番号を付けて、その牛が何時、どこで生まれ、どこの農家で飼育され、どの処理場で食肉に処理されたかを記録するトレーサビリティ制度が発足した。店頭の食肉や焼き肉店で出される精肉についている10桁の認識番号をホームページで検索すると原料牛の出生情報を知ることができるから、万一、感染事故が発見されれば直ちに飼育農家まで追跡して対処ができる。

平成15年の年末にアメリカでも狂牛病に感染した牛が発見されたので、アメリカ産牛肉の輸入がストップした。アメリカでは年間3500万頭の牛を食肉にしているが、日本のように狂牛病の感染検査を全頭について実施していない。アメリカ産牛肉の輸入再開の条件として全頭検査を要求する日本に対して、疑わしい牛2万頭のみを検査していれば危険は十分に予知できると主張して、全頭検査をする気配がない。そこで、暫定処置として異常プリオンの蓄積がまだ少ない生後20カ月までの若い牛の肉であり、危険部位を除去したものに限って輸入が再開されている。

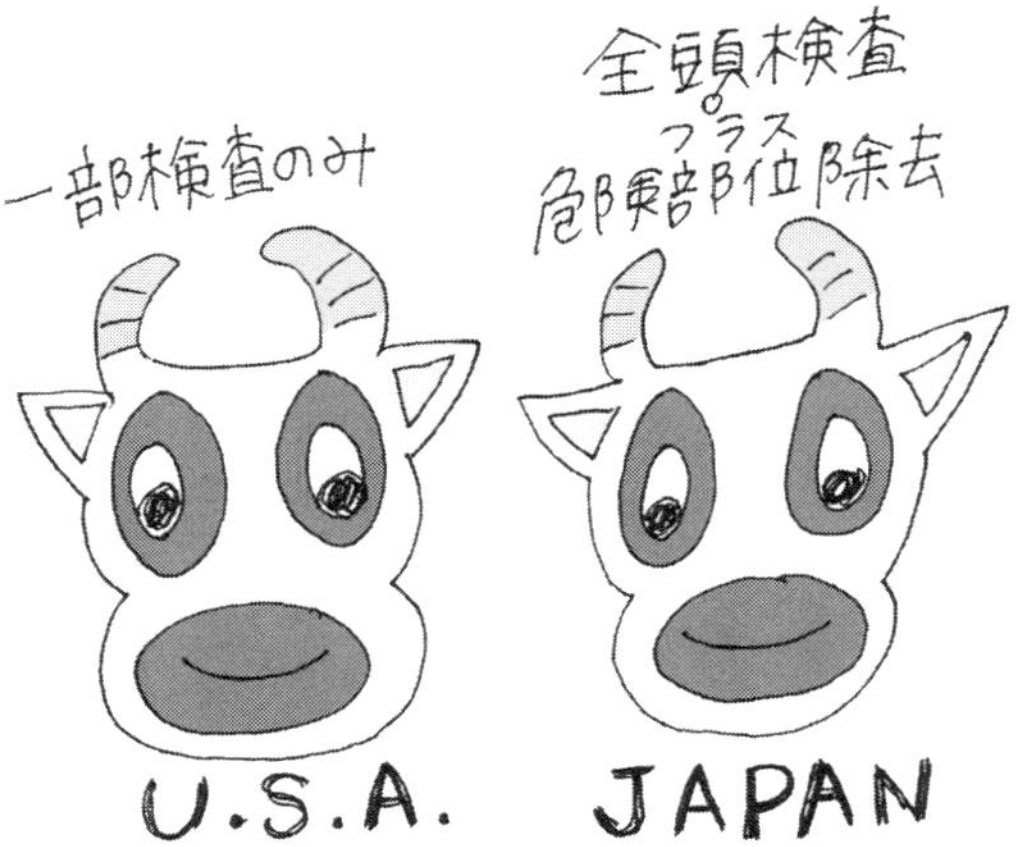

【第59話】

狂牛病の全頭検査の是非を考える

狂牛病騒動は発生以来10年を経て、最近では鎮静したかのように見えるが、問題は残っている。実は狂牛病（BSE）に感染しているかどうか、食肉にする牛の全てを検査する全頭検査に当初から疑問があった。生後20カ月までの若い牛では感染しても異常プリオンが直ぐには脳に蓄積しないので、脳髄を抜き取って検査をしても正確に判定ができないからである。

とすれば、日本では感染牛はこれまでに36頭発見されただけで、最近の数年は発症牛が途絶えている。だから、検査結果が確実でない全頭検査は省略して、念のため異常プリオンが蓄積しやすい脳や脊髄などの危険部位を除去しておけば安全と考えてよい。毎年125万頭を検査する費用は16億円にもなるので政府は全頭検査を中止したいのだが、地方自治体は消費者が不安がるからと費用持ち出しで自主検査を継続している。

食品安全委員会の専門家は、運悪く感染牛の肉を食べ、さらに運悪くクロイツフェルト・ヤコブ病を発症する人は国内人口、1億2700万人に1人あるか、ないかであり、汚染危険部位を除去しておけばさらに減って0・004人になると考えている。これで十分すぎるほど安全なのではないだろうか。家畜の安全基準を決める国際獣疫事務局も、危険部位を除去すれば牛の月年齢に関係なく検査は必要でないと判断している。アメリカでも、EU諸国でも食肉に処理される牛の全頭検査は実施していない。全頭検査を九年間も継続しているのは日本だけである。

科学的に判断すれば十分に「安全」になっているのに、まだ「安心」できないと言って必要以上に厳しい安全検査を継続していても、費用はかさむが効果はそれほど期待できない。安いアメリカ産牛肉の輸入が再開される日は遠いけれど、はたしてそれでよいのだろうか。

BSEの病原体が蓄積しやすい特定危険部位

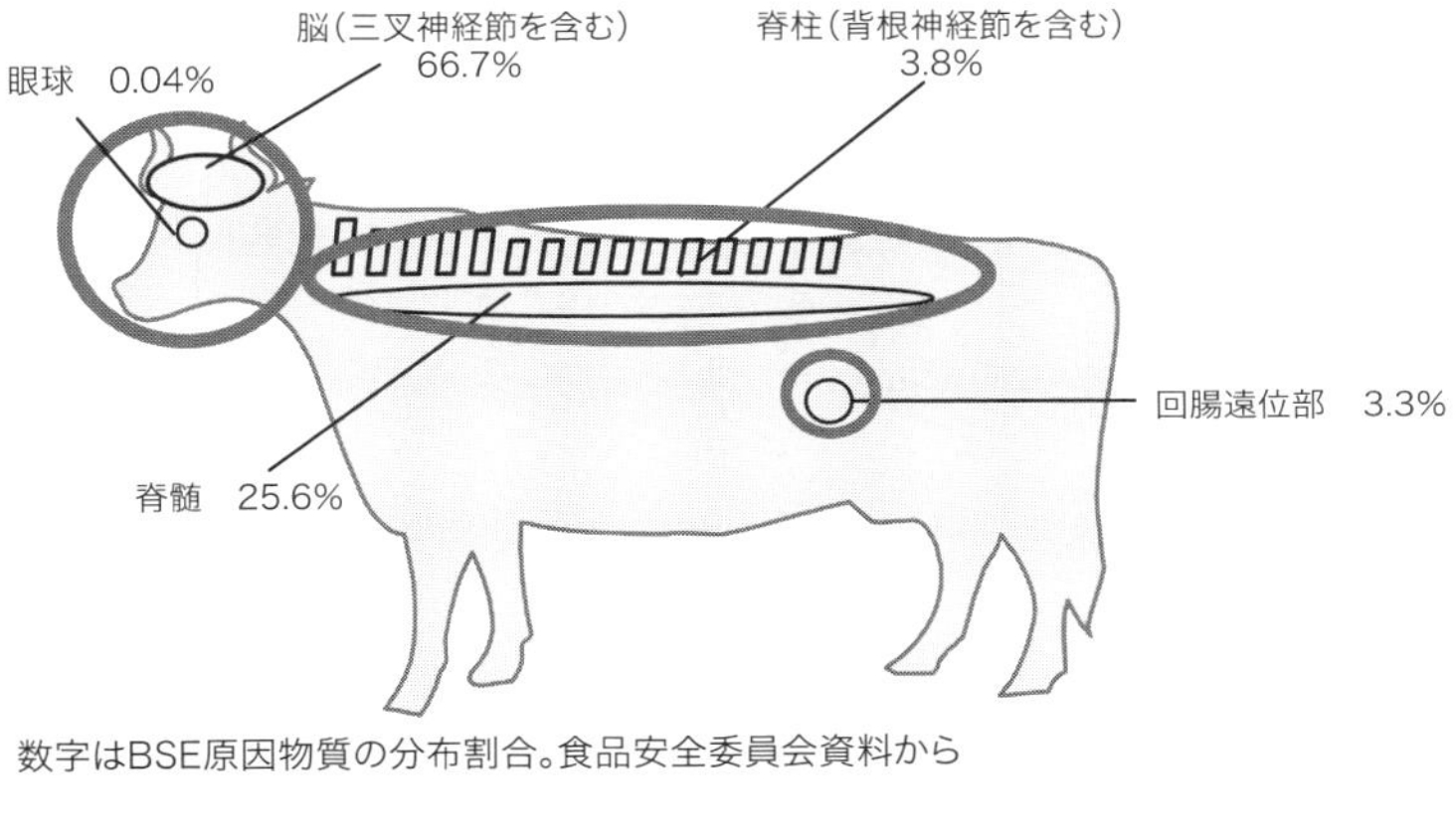

数字はBSE原因物質の分布割合。食品安全委員会資料から

【第60話】

食物の安全性は向上したのか

食物の安全性を損なうものは残留農薬や食品添加物をはじめとして、環境ホルモン、遺伝子組換え農産物、ＢＳＥ牛肉、鳥インフルエンザなどと次々に現れ、事あるごとに「危ない、使うな、食べるな」と大騒ぎになる。また、食品の賞味期限や原産地、原材料などを偽って表示する偽装事件が後を絶たず、報道されるたびに消費者の不信が高まる。

このような事態を解消するために、平成15年、消費者の健康を守ることを最優先にする「食品安全基本法」が制定され、さらに、食物の安全性を専門家が科学的に審査し、消費者の健康を守る対策を答申する食品安全委員会が設置された。これ以来、食品添加物や農薬の使用は以前よりも一層厳しく規制されるようになった。また、食材の原産地や製造原料などを保証する食品表示制度が拡充され、添加物や農薬の違法な使用や虚偽の表示を取り締まる体制も強化されている。

このような対策が実施された結果として食品の危険性はずいぶん小さくなり、日常の食生活に支障がないまでに安全性が確保されるようになったが、消費者がそのことをよく理解していないことが問題である。そこで、本書では食品表示の仕組みや残留農薬、食品添加物、環境ホルモン、遺伝子組換え農産物、ＢＳＥ汚染牛肉などの危険性について解説をしてきた。

しかし、「危険は小さい」と科学的根拠を示して説明しても、「科学的には安全らしいが、安心はできない」と言われる消費者がまだまだ多い。それは科学的根拠に基づいて客観的に判断した「安全」と、消費者自身が主観的に判断する心理的な「安心」とは別のものだからである。

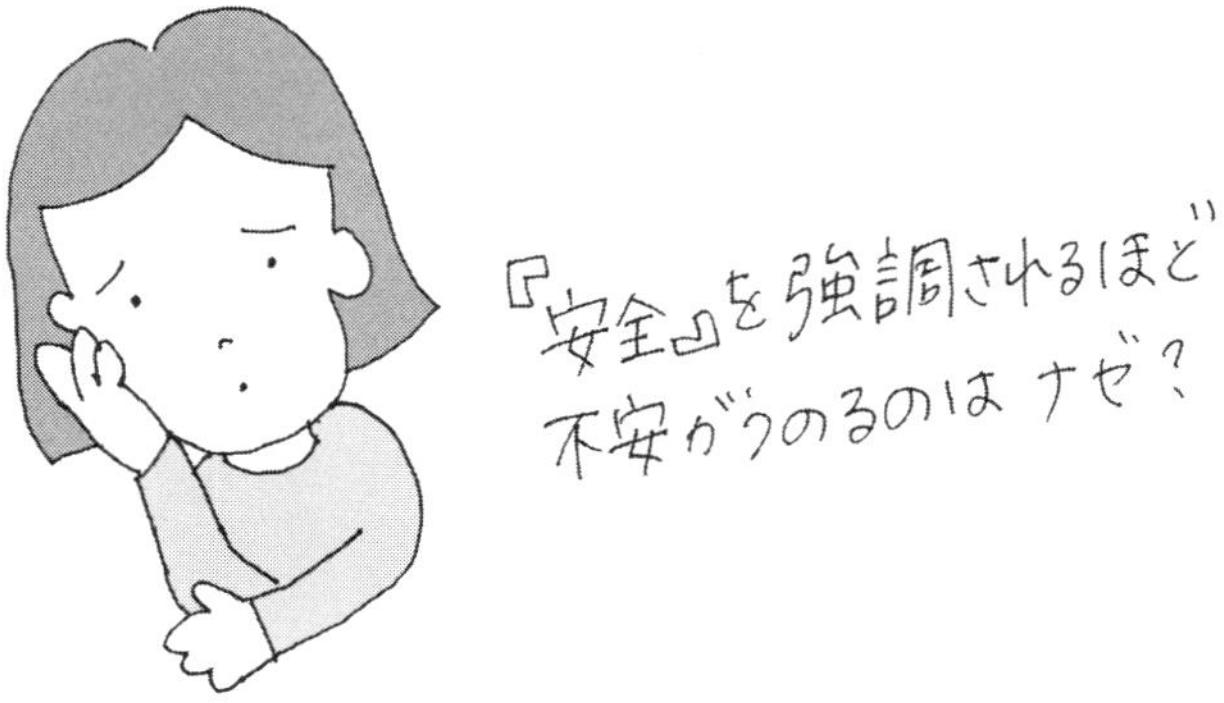
『安全』を強調されるほど
不安がつのるのはナゼ？

【第61話】

安全、安心を人任せにしてはならない

食品添加物や農薬にどのような毒性があり、どのくらい強いものであるかは科学的に調べれば判明する。行政はその科学データを基にして、できる限り危険を少なくして安全に使うために、許容摂取量や残留基準値などを定める。これまで経験したこともない遺伝子組換え農産物やダイオキシン汚染、BSE汚染牛肉などがどれだけ怖いものなのか、主婦の常識や経験だけで判断できるわけがない。専門家の科学的説明を聞かなければならない。こうして、科学的な「安全」が確保されているのである。

一方で、これらの安全を確保する仕組みを理解し、安心するか、しないかを決めるのは消費者自身である。「科学は難しい」と敬遠し、「科学といえども全てが分かるはずがない」と反発していては、いつまでも安心することはできない。説明は理解できるが、食品のメーカーや取扱業者は危ないものを平気で使ったり、偽装したり、隠したりするから信用できない、安心できないという人は過半数いる。科学的説明を十分にせずに、「怖い」、「食べるな」と大騒ぎするマスコミの報道も消費者の不安を必要以上に助長している。

　これでは社会全体として「科学的には安全になっているのに、心理的に安心できない」という困った状態が続く。必要以上に厳しい検査や規制をこれ以上に実施しても、効果はそれほど期待できずに、費用が嵩むばかりである。これからは、食の安全性の問題解決を行政、生産者、販売業者だけに押しつけていないで、消費者自身もそこまで安全になっているのならとりあえずよいことにして、安心することにしようと考え直してはどうだろう。永年食べ続けてきた食材にも、有機栽培の野菜にも、添加物なしの加工食品にもごく小さな危険は潜んでいる。「絶対的に安全な食品」はどこを探してもないのだから。

消費者は食品の安全性について食品業界を信頼していない

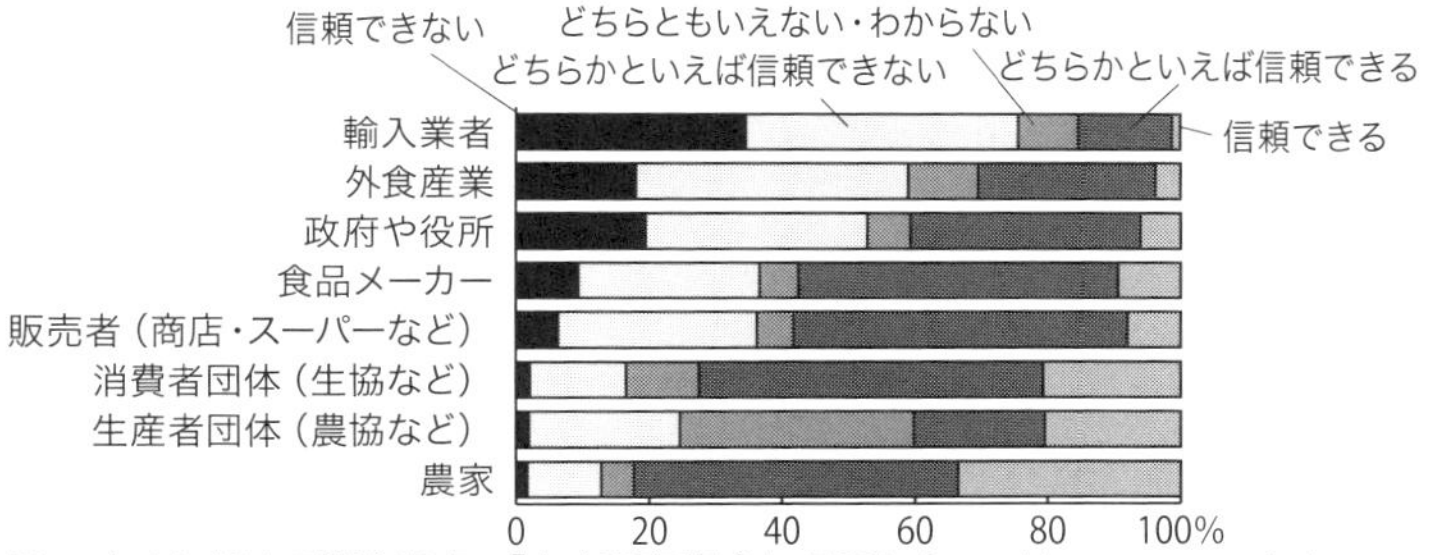

「食の安全に関する世論調査」『中央調査報（No.599)』http://www.crs.or.jp/backno/old/No599/5992.htmより

【第62話】食品不安を煽るマスコミ報道

最近の10年を顧みると、マスメディアの報道が食品安全行政と一般の消費者の安全認識に与えた影響は極めて大きい。マスメディアの厳しい指摘に触発されて、食品の安全性に関する監督官庁の指導が改善、強化されて、食品の安全性はずいぶん向上したのである。

しかし、マスメディアの報道は視聴者や購読者の関心を引くようにセンセーショナルであるために、消費者の食品不安を必要以上に煽りたてたことも事実である。「科学でもわからないことがある」「今は安全でも将来は分からない」「食べ物の安全は命にかかわるから絶対」など、左脳の理性ではなく右脳の感情に訴える表現が多いから消費者の不安は高ぶる一方である。

それに加えて、報道の内容には科学的根拠の説明が不足していて、独断的であることが多い。中国から輸入したホウレンソウ、ネギ、枝豆などに残留基準を超えた殺虫剤が発見されたという記事は、あたかも食べてはいけない「毒菜」といわんばかりのものであった。しかし、残留基準値を少し超えた程度であれば、一度や二度、食べても危害は全くないという科学的説明はなかった。また、このような汚染野菜は年間150万トンも輸入される中国産野菜のごく一部に過ぎないということも説明されなかった。

危ないというのは警鐘記事になるが、安全であるというのは当然のことだから記事になりにくいのであろう。その後、中国産の農産物についてはより厳しく0・01ppm以上の残留農薬があれば輸入を認めないと規制改正されたこと、輸入業者が現地の農家に農薬の使用指導や自主的な検査を実施するようになったことなどを積極的に追跡して報道することもない。そこで、中国産野菜は依然として消費者に敬遠されたままである。マスコミ報道を盲信しないで、自分でよく判断し、取捨選択して対処することが必要である。

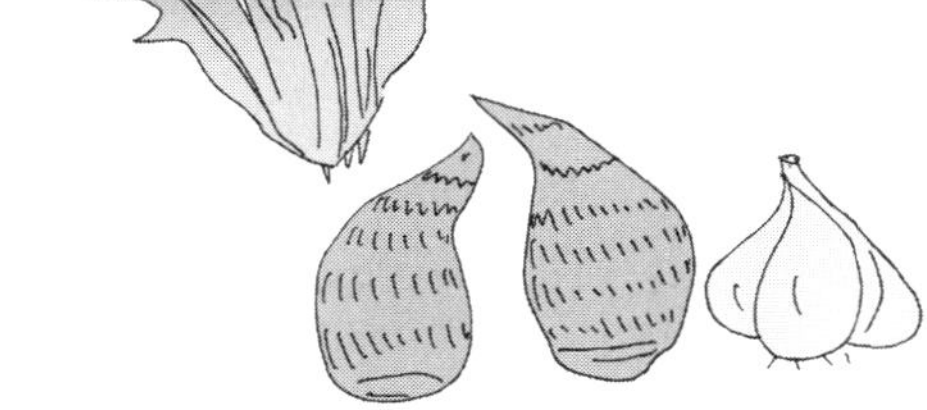

【第63話】

食品不安とジャンボ宝くじ

殺虫剤が残留基準値を超えて残留していた中国産野菜を食べて、運悪く健康被害に遭う危険性はどのくらいあるのであろうか。

空港や港の検疫所で検査を受ける輸入野菜に残留基準値を超えて農薬が検出されるのは0・02%あるかないかである、年間150万トンも輸入される中国産野菜の中で、僅か300トンぐらいの汚染野菜を、1億2700万人の日本人の1人である自分が運悪く食べる羽目になる確率は極めて小さい。しかも、残留基準値とは生涯、毎日食べ続けても健康に悪影響がないと確かめられている安全な残留量のことである。だから、基準値を超えた農薬が残留している野菜であっても、それを一度や二度食べるだけなら直ちに健康に被害があるというものではない。健康被害を受ける危険性は限りなく小さいと考えてよい。

また、運悪くBSE感染の牛肉を食べてしまい、それがもとになって運悪くクロイツフェルト・ヤコブ病を発症する人は国内1億2700万人の日本人の中で1年に0・004人もないだろうと推定されている。これは1000万分の1の危険性よりさらに1万分の1小さい危険である。

しかし、危険に出会う確率（安全性）の数字がこのように小さければ、人々は安心するかといえば必ずしもそうでない。年末ジャンボ宝くじの特等賞金2億円を手にすることができる確率は1000万枚に1枚であるから、当選することなど到底期待できないのであるが、人々ははかない期待をして宝くじを買う。食品添加物や残留農薬、BSE汚染牛肉などにより1000万人に1人あるか、ないかの不幸な被害者になるかもしれないと心配するのは、特等に当選することなど期待できないと知りつつ宝くじを買うのと同じ心理である。

航空機や自動車を利用する際にも絶対的な安全というものは保証されていない。航空機は10万回の離着陸に1回の事故が起きる。自動車事故による死者は年間5000人だから、国民2万5000人に一人の割合で危険に遭っている。これに比べて、日本の食物は十分すぎるほど十分に安全になっているのだから、「安心」してもよいのではないか。

第4部

豊かで便利になり過ぎた食生活

【第64話】

豊かな食事ができるよい時代

スーパーマーケットに並んでいる食料品の豊富さと多彩さは世界一である。そして、私たちは和風、中華風、洋風料理が入り混じる多様な食事を楽しんでいる。米飯と味噌汁に漬物という戦前の貧しい食事に代わって、肉料理、油料理を多く摂る栄養満点の食事である。食肉や食用油を生産するのに費やされた穀物のカロリーを加算した「オリジナルカロリー」が1日に5000キロカロリーにもなる贅沢な食事なのである。

さらに、食料品の流通が全国規模に広域化したので、食事の地域差が少なくなっている。スーパーマーケットやコンビニに並ぶ食材、食品は全国どこに行っても変わりがないから、誰もが同じようなものを食べることになる。外食店の利用も日常化しているから、昔ならばお祭りの御馳走と同じようなものを毎日食べている。

現代の食生活の最大の特徴はこのようにみんなが同じように、豊かな食事をすることができるようになったことである。古来、どの国でも食料は常に不足していたから、支配階級は贅沢なものを食べることができても、民衆は辛うじて命をつなぐだけの食事しかできなかった。

日本人がなに不自由なく食べることができるようになったのは50年ほど前からのことである。高度経済成長のお蔭で収入が増えたので、食べることについての経済的負担が欧米先進国並みに軽くなったからである。江戸時代にはそうではなかった。農民は米を作っても年貢に取り上げられ、自分は食べることができなかった。職人は朝から晩まで稼いでも妻子に飯を食わせるのが精いっぱいだった。明治になってからでも農村の食事は麦飯に味噌汁、野菜の煮つけと漬物であり、魚や卵はめったに食べられなかった。第二次大戦中から戦後にかけては深刻な食料不足に悩まされ、誰もが腹を空かせていた。

誰でも、何時でも、どの地域でも、食事の内容が同じように豊かであることは、かつては願っても叶えられなかった素晴らしいことなのである。ところが、私たちが初めて経験する豊かな食生活に慣れてしまい、ありがたいとも思わなくなったことから、今日の憂慮すべき「食」の問題が数多く派生したことを忘れてはならない。

【第65話】

食べるのにお金の心配がなくなった

エンゲル係数を覚えていますか。食費が家計支出の何％を占めているかというのがエンゲル係数である。生活が経済的に苦しいと、食べること以外にはお金を使う余裕がなくなる。稼いでも食べるのがやっとという貧しい生活ではエンゲル係数が１００％に近くなるのである。

総務省が平成17年に実施した家計調査によると、標準的な家庭の１カ月の食費は６万８６９９円であった。夫婦と子供一人、月収、52万４５８５円の標準家庭の生活費は31万９５３０円であるので、エンゲル係数は21・５％になる。食料難に悩まされ、生活費の大半が食べることに使われていた終戦直後の昭和22年にはエンゲル係数が63％であった。その後、高度経済成長が始まり家庭の収入が増えて生活に余裕ができたので、昭和54年にはエンゲル係数が29・２％に下がっている。働いてさえいれば、食べることに経済的な心配が少なくなったのはこの頃からである。

近年のエンゲル係数の推移を観察してみると、バブル絶頂期の平成元年には標準家庭の１カ月の食費も７万５８４９円に増えたが、エンゲル係数は24・３％であった。その後は経済不況が続いたので収入が減り、最近では食費も贅沢な支出が節約されてエンゲル係数は21・5％になっている。

因みに、先進諸国のエンゲル係数は、アメリカが最も低く19・3％、カナダ23・5％、イタリア24・4％、イギリス24・9％、スペイン26・9％、韓国32・9％の順である。国々によって食料品の価格や生活習慣が違うので数字の大小を細かく比較しても大きな意味はないが、食べるのに経済的に大きな苦労がいらないという点では日本も欧米先進国もそれほどの違いはない。

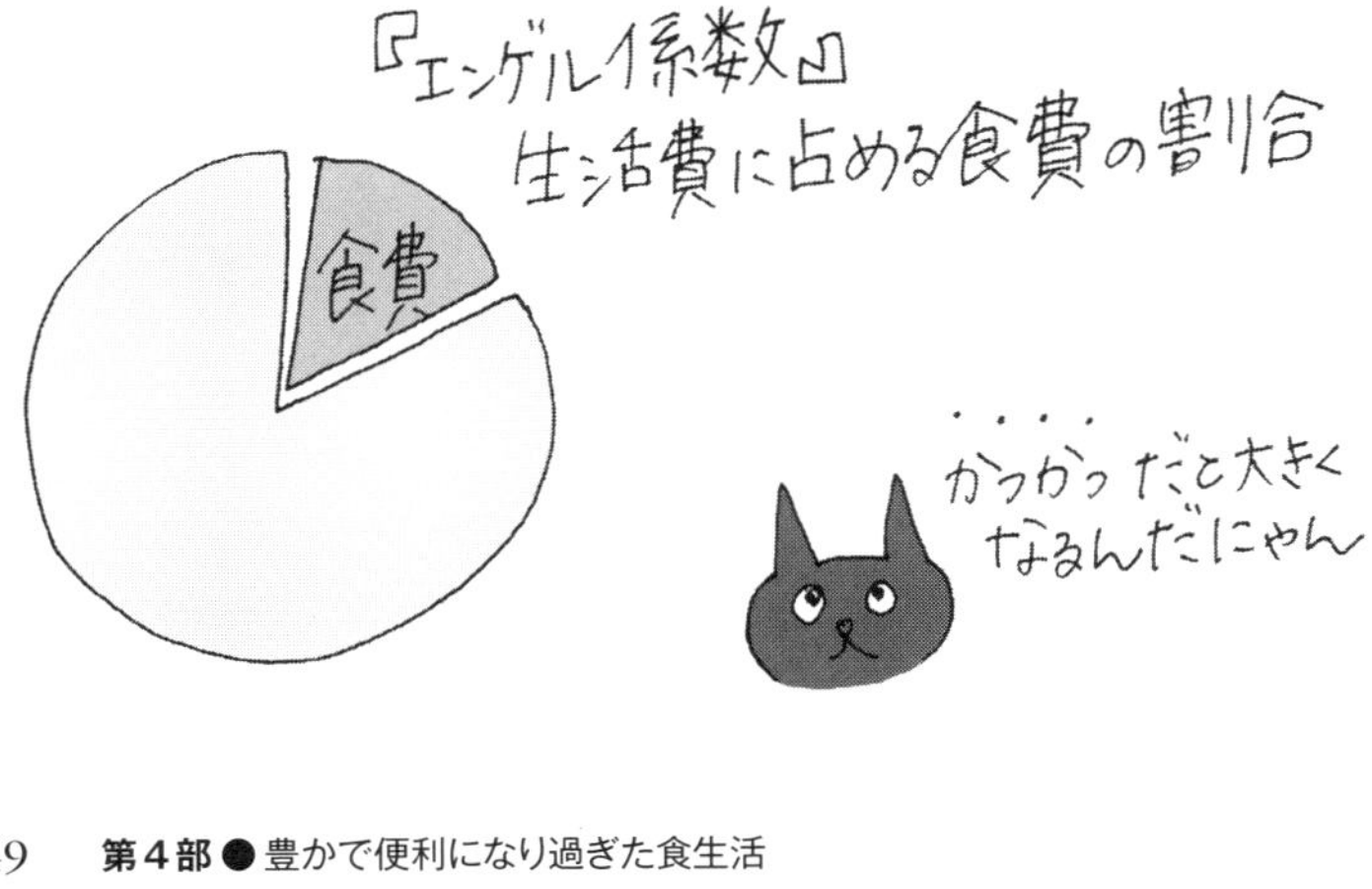

『エンゲル係数』
生活費に占める食費の割合
食費
かつかつだと大きくなるんだにゃん

【第66話】

家庭の料理は和、洋、中華の混成メニュー

私たちは日常、どのような食事をしているのか改めて考えてみよう。家庭で食べている「おかず」のベストテンを主菜と副菜に分けて並べてみた。

●主菜の部
フライ、刺身、天ぷら、焼き餃子、おでん、ハンバーグ、とんかつ、鶏肉から揚げ、焼き肉、サンマ塩焼
このほかに、寿司、ビーフステーキ、すき焼、焼き鳥、カレーライス、グラタン、シチュウ、コロッケ、酢豚など

●副菜の部
野菜サラダ、野菜炒め、野菜のごま和え、ほうれん草の浸し、湯豆腐、納豆、きんぴらごぼう、焼き塩鮭、ひじき煮物、鯵干物
このほかに、麻婆豆腐、シューマイ、チャーハン、味噌汁、漬物など

この調査は都市圏の子供のいる家庭を対象に行われたから、和、洋、中華の料理が均等に混じり合っていて、和風料理が少なくなっていることに気がつく。伝統的な日本料理といえば料亭で供さ

れる会席料理が代表的であるが、庶民が食べる機会は少ない。日常的に食べている和食といえば、「和定食」に出てくる刺身か焼き魚、それに天ぷらと野菜の和え物、そしてご飯に漬物、味噌汁が定番である。

戦前の家庭の食事はこのような和食が中心であったが、戦後は西洋料理と中華料理のレパトリーが加わった。とんかつやカレーライスのように日本風にアレンジされているものが多いから、外国料理が多いという意識はないのかもしれないが、民族固有の和食が少なくなっていることは否定できない。

外国ではどうだろうか。世界中いたるところにイタリア料理店、中華料理店があり、寿司バーやハンバーガーショップも進出しているが、現地の人たちの家庭の食事はその国の伝統の料理が多い。日本のように外国の料理が家庭にまで入り込んでいるのは世界的にみて珍しい現象なのである。

家庭で和風の料理が減った

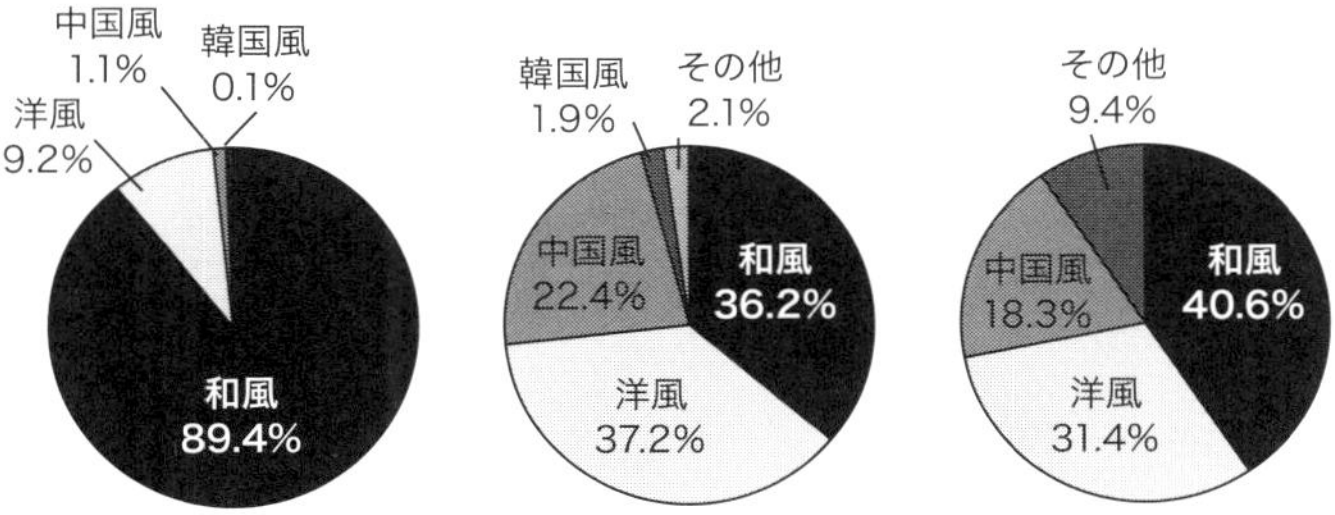

下村直子「日本人の生活」、日本家政学会編『日本人の生活』建帛社、平成８年より

【第67話】米飯からパン食へ

米飯は我が国二千年来の変わらぬ主食であった。戦前には一人で年間1石、1日にして400グラムの米を食べていた。ご飯と野菜の煮物、味噌汁と漬物、たまに焼き魚ぐらいで、必要なカロリーの8割弱を米や麦に頼る貧しい食事であったから、国民の体格は貧弱で、平均寿命も45歳あまりと短かった。

戦後、米食偏重の食習慣を改め、副食として肉、牛乳、卵、油を多く摂るように栄養指導が行われ、ご飯を減らしてパンや麺を食べるよう奨励された。戦後の深刻な食料不足を乗り切れたのはアメリカ軍が援助してくれた多量の小麦のお蔭であるが、この援助小麦で作られたパンが学校給食に使われたことがパン食を普及させる素地になった。

政府はキッチンカーを全国に巡回させて食事を洋風化するよう料理講習を行い、マカロニ、焼きそば、サンドイッチなどを紹介した。このような経過があって日本人の主食はご飯からパンへ半ば強制的に切り替えさせられたといってもよい。米食は昭和45年頃より急速に減少し、今では、朝食は「ご飯と味噌汁」と「パンと牛乳、コーヒ」が5：4ぐらいで、土日の昼食にはスパゲッティや焼きそばなど麺類を食べている人が多い。1日で平均すると、ご飯は2杯半、パンは食パン6枚切り1枚、うどんは3分の1玉になる。米の消費量は年間、784万トン、小麦は412万トンだから、主食としてご飯とパンの比率は2：1ぐらいだろうか。

どの国でも主食にはその地域で豊富に収穫できる米、麦、トウモロコシなどの穀物あるいはジャガイモ、タロイモなどが選ばれてきた。日本は高温多雨で米の栽培に適しているから、弥生時代から二千年間、ずっと米飯を主食にしてきた。民族の主食であった米飯が、50年ほどのうちに輸入小麦に頼るパンに半ば切り替わるなどは世界にも例のないことなのである。

日本の主食が約50年で米から小麦へ…。

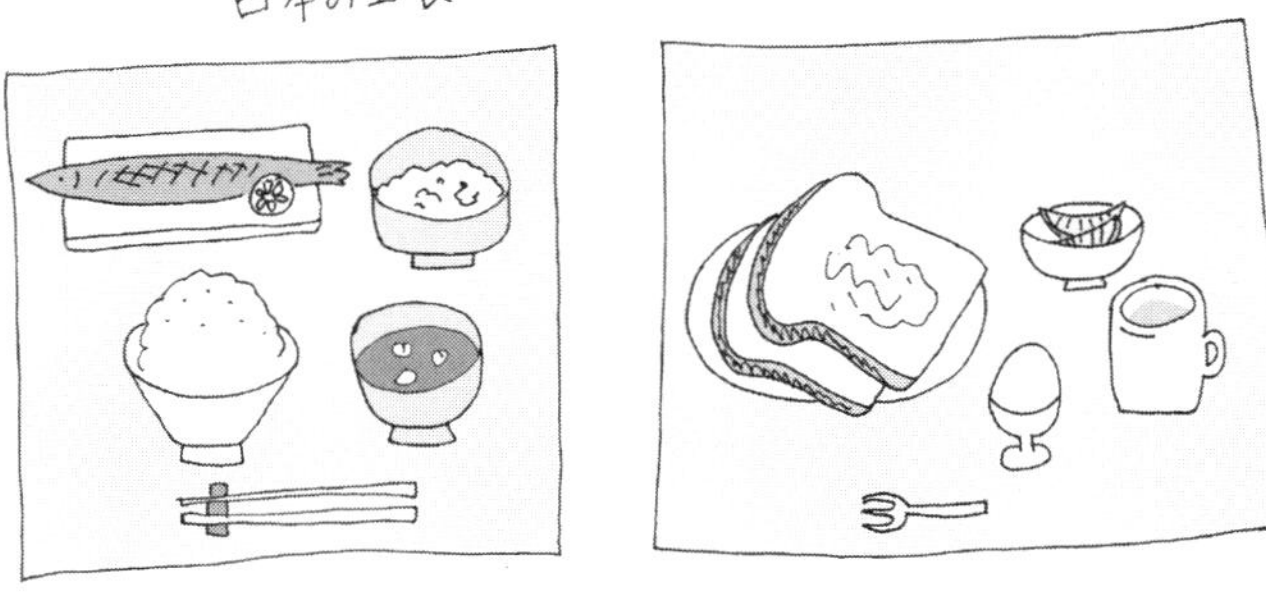

【第68話】急速に洋風化した毎日の食事

　第二次大戦前の日本の食生活は豊かなものではなかった。ご飯が主体で、副食は野菜、大豆、魚の一汁一菜であったから、動物性タンパク質と脂肪に乏しい食事であった。カロリーは1日、2000キロカロリー弱を摂っていたが、栄養素のバランスが悪いので国民の体位は貧弱で、平均寿命も男性45歳、女性47歳ぐらいであった。

　そこで、戦後は米食中心の食生活から脱却して、肉料理、油料理を多く摂る欧米型の食生活に転換して栄養状態を改善する指導が行われた。その結果、1日に茶碗に6杯食べていたご飯は3杯に半減し、その代わり肉料理を月に4回、牛乳は週に4本、食用油は月に1リットルを使うようになった。

　一人当り1日の食料を戦前と平成12年で比較してみると、米の消費量は半減し、野菜は変わりがないが、魚は3倍、油類は10倍に、肉類は22倍に、牛乳、バターなど乳製品は36倍と大きく増加している。

その結果として、米や芋など糖質から摂るカロリーは全体の6割に減り、残りの4割をタンパク質、脂肪から摂るようになって、ほぼ理想的な栄養素のバランスになった。それで、成人の身長は平均で6センチ伸びて、平均寿命も男性は79歳、女性は86歳に延びて世界一の長寿国になったのである。

このような食生活の洋風化は昭和60年ごろまでに大きく進んだ。戦後の僅か40年間にそれまで一千年以上も続いてきた和風の食事が一変して欧米風になるという急激な変化が起きた背景には、何事でもアメリカ文化を良しとする戦後の風潮があった。戦後の経済復興に邁進していた日本人の目標は衣食住のすべてでアメリカ風の豊かな生活をすることであった。それまでお茶の間に座り、ちゃぶ台で食事していたのが、団地の2DKアパートに電気冷蔵庫、炊飯器、トースターなどを揃え、リビングルームで食卓と椅子を使って、テレビを見ながら食事をするようになったことと、食事内容の急激な洋風化とは同時進行したのである。

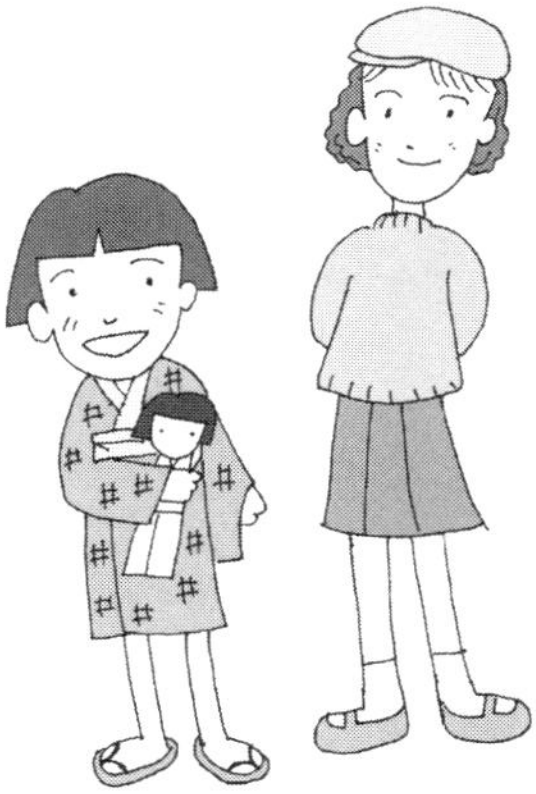

【第69話】

2DK団地で起きた台所革命

家庭の食事風景が大きく変わり始めたのは高度経済成長が進行していた昭和30年代から40年代のことである。その始まりが「台所革命」であり、食事作りのスタイルががらりと変った。

戦後の住宅難を解消するために日本住宅公団が2DK団地を建設し始めたのは昭和31年である。続々と建設される団地マンションに入居した若い夫婦は、親と別居して核家族で暮らすようになった。学校を卒業した娘が家事を手伝うことなく、職業に就くようになるのもこの頃からである。そこで、これまで母親から娘へ、姑から嫁に伝承されてきた炊事と料理のスタイルが一変したのである。

土間に竈と七輪がある暗い台所はガス、水道を備えた明るいキッチンに変わった。そして、昭和28年からダイニングキッチンの電化が始まった。ミキサー、ジューサー、電気トースターが登場し、昭和30年には「寝ていても炊ける」電気炊飯器が発売された。どの家庭にも電気冷蔵庫が備えられ、主婦たちを毎日の買い物から解放した。昭和41年に発売された電子レンジはコンビニ食品、冷凍食品とタイアップして急速に普及した。「チンする」という新しい調理用語が生まれたのである。

それまでは茶の間で、ちゃぶ台（折りたたみ式の脚がついた座卓）を囲んで食事をしていたのが、ダイニングルームで食卓と椅子を使うように変わった。昔は一人ずつの銘々膳（明治末期には箱膳）を並べて食べていたのであるが、食卓に大皿盛りにしたおかずを家族が直箸《じきばし》で取って食べるように変化した。そして、食卓を囲んで家族全員の会話が弾むようになった。

カレー、チャーハン、焼きそば、スパゲッティ、目玉焼き、の頭文字をとって「カーチャンヤスメ」と揶揄された若い母親の料理レパトリーを豊富にしたのは、テレビの料理番組や新聞、雑誌の料理記事である。ＮＨＫの長寿番組「きょうの料理」は昭和32年に始まっている。

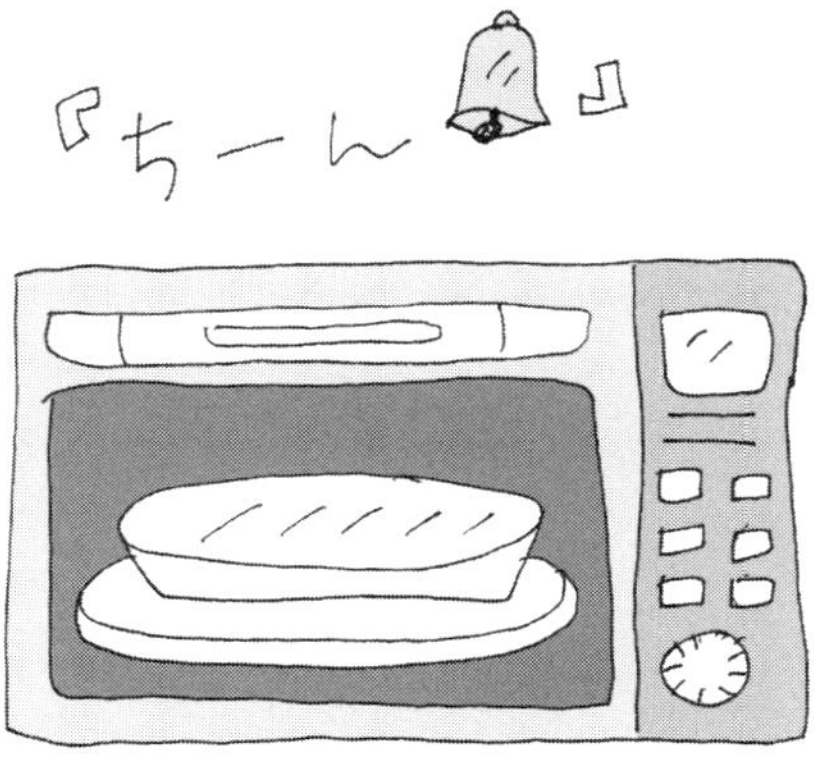

【第70話】

便利な加工食品に頼る食事作り

家庭での調理にかける時間と手間を省くため、生鮮食材よりも加工食品、調理済み食品を使うことが多くなり、昼食はパン、ハンバーガーなどのファストフード、コンビニ弁当、持ち帰り総菜などで済ますようになっている。

平成8年度の統計ではあるが、家庭で購入される食材の支出内訳をみると、米や大豆などの穀物が6・2％、精肉、魚、野菜など生鮮食材が32・5％、そして加工食品が61・3％になっている。購入している食材の実に3分の2が加工食品なのである。

加工食品といっても、従来からある小麦粉、パン、うどん、ハム、ソーセージ、食用油、豆腐などの素材型食品や、味噌、醤油、麺つゆ、たれなど調味料の消費はそれほど増えているわけではない。缶詰、ビン詰、塩干物や漬物などは戦前からあったものだが、種類と内容が実に多種多様になった。

そして、最近の50年で急速に普及したのが冷凍食品であり、年間154万トン、輸入品を合わせると262万トンが主として業務用に消費されている。冷凍のパック詰め米飯、ハンバーグ、コロッケ、カツや、調理パン、総菜を含めて家庭用の調理済み食品は40年前には年間1万トン弱の生産であったのに、今では150万トンまでに急増している。熱湯を注げばすぐに食べられるカップヌードル、電子レンジで温めるだけでよいレトルト・カレーなどの愛用者は驚くほどに多い。

ここで、強調したいことはこれらの便利な加工食品が家庭の食事作りを変えたことである。生鮮食材を毎日買いに行き、主婦が台所に長時間立って調理するというかつての食事作りは電気冷蔵・冷凍庫、電子レンジの普及と加工食品、とくに冷凍食品と調理済み食品を利用することにより著しく簡略化されたのである。

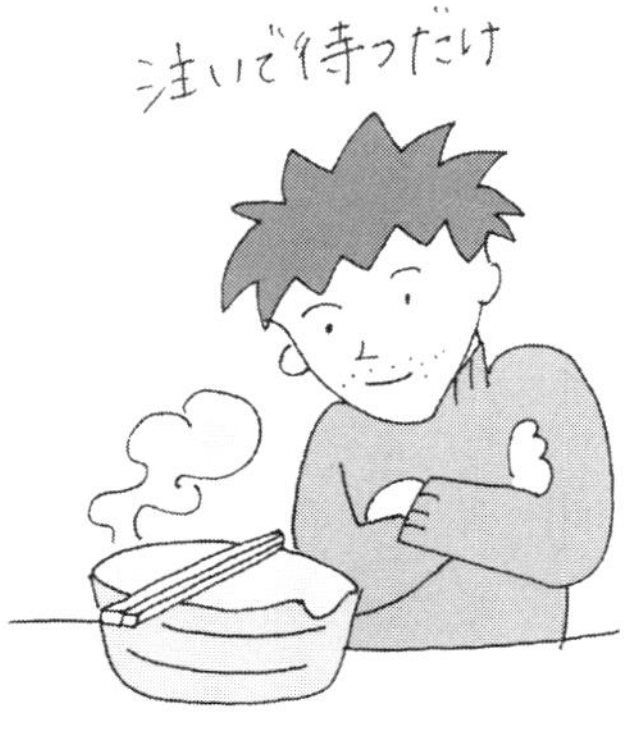

【第71話】

食卓を変えた便利な加工食品

豊かで、多様で、そして便利になった日本の食の世界をけん引してきたのは、食品会社が戦後に次々と開発した便利な新製品である。食品工業は昭和40年ごろまでは5兆円規模であったのに、その後、急成長して製造工場が約４万、従業員が１２６万人、出荷額が34兆円に増加し、自動車工業に次ぐ製造業に発展している。

食品工業が製造している製品を分類してみると、小麦粉、調理油、砂糖など従来からの素材型加工品が10％、缶詰、塩干物など保存用加工品が30％である。しかし、種類が多くなり、用途が多様になったのは飲料、調味料、パン、菓子、冷凍食品、即席食品、総菜などの直接消費型の加工食品である。

戦後に開発された新しい飲料や即席食品などがいかに私たちの食生活を便利にしたのか、ヒット商品を年代順にたどってみればよくわかる。

［**昭和20年代**］バヤリース・オレンジジュース、トリスウイスキー、ポテトチップス、魚肉ソーセージ、トマトジュース（カゴメ）、粉末ジュース、お茶漬けのり（永谷園）

［**昭和30年代**］ママスパゲッティ（日清製粉）、チキンラーメン（日清食品）、インスタントコーヒネスカフェー（ネッスル）、印度カレールウ（ハウス食品）、クノールスープ（味の素）、即席味噌汁、かっぱえびせん（カルビー）

［**昭和40年代**］カップヌードル（日清食品）、麻婆豆腐の素（丸美屋）、焼き肉のたれ（エバラ食品）、レトルト・ボンカレー（大塚）、缶コーヒ（ＵＣＣ）、レトルト米飯

［**昭和50年代**］パック入りかつお節、ＬＬ牛乳、スジャータ（名酪）、豆乳（紀文）、ポカリスエット（大塚製薬）、おーいお茶（伊藤園）、午後の紅茶（キリンビール）、スーパードライ（アサヒビール）、ミニドリンク　ファイブミニ

［**平成年代**］無洗米、冷凍米飯、グミキャンデー、こんにゃくゼリー、サクサクコロッケ（ニチレイ）、発泡酒

【第72話】ペットボトル飲料が増えた

30年ほど前までは、お茶やコーヒは家庭でお湯を沸かして淹れるものであり、買ってくるものではなかった。ところが今は駅の売店、街角のコンビニや自販機に缶やペットボトルに詰めた「飲み物」が溢れている。

コーラやサイダーなどの炭酸飲料、オレンジやリンゴなどの果実ジュースと果汁入り飲料、缶コーヒ、緑茶、紅茶、ウーロン茶などのお茶飲料、トマトジュース、野菜ジュース、スポーツドリンク、ミネラルウオーターなど多彩な飲み物の総生産量は年間、１７００万キロリットルを超えている。５００ミリリットル入りのペットボトル製品にすれば３４０億本になるから、私たちは年間に２７０本を飲んでいることになる。これら飲料の総販売金額は４兆円に近く、約34兆円といわれる加工食品全体の12％にもなる。

これらの清涼飲料、あるいは嗜好性飲料は生きるのにぜひ必要というものではない。食べ物に不足がなくなり、食生活に余裕ができて初めて楽しむものである。戦前にはサイダーとラムネ、カルピスぐらいしかなかったことを考えると、これほどまでに新しい飲料が増えたことは私たちの食生活の充実ぶりを如実に示している。

これら飲料の中で圧倒的な人気のあるのが緑茶、ウーロン茶などのお茶飲料である。昭和50年代後半にはじめて登場してから右肩上がりに急成長し続け、今や飲料市場の3分の1、550万キロリットルを占める大ヒット製品である。登場した当時は、お湯を注げば手軽に飲める緑茶や紅茶、ウーロン茶などをボトルに詰めて売り出しても買う人はないだろうと考えられていた。ところが、添加物なしの天然飲料であるという強みもあるが、何よりも外出先で手軽にお茶が飲め、しかも持ち歩けるという便利さが受けたのである。

コンビニのおにぎりや、お茶飲料は「もったいない」よりも簡便性、利便性を追い求める現代の食生活の申し子であるといってよい。

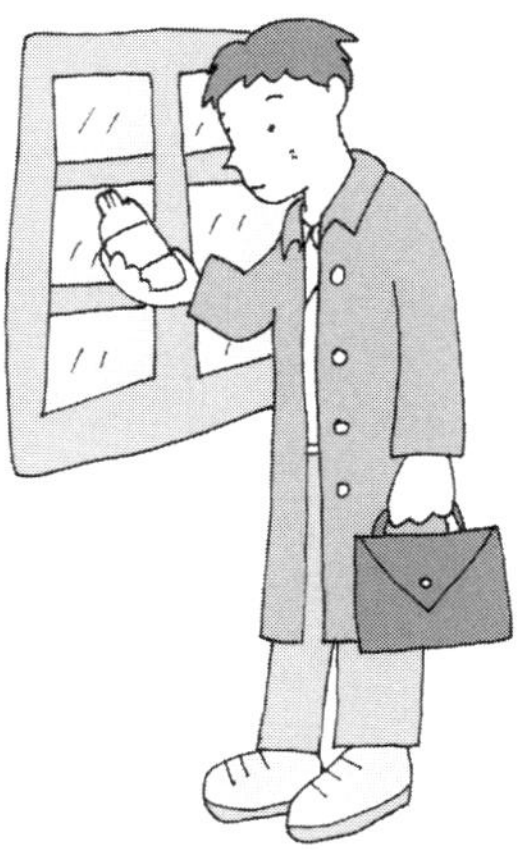

【第73話】日本酒からビールへ

お酒の飲み方も大きく変わった。日本人は神代以来ずっと米からつくる日本酒を飲んできた。ビール、ウイスキー、ワインなどの消費が増加し始めたのは戦後のことである。ことにビールの躍進は目覚ましく、日本酒を追い越して、平成6年には生産量が719万キロリットルになり、平成20年には発泡酒、第3のビールを合わせて613万キロリットルである。容量で比較すると日本の酒全体の68%をビールが占めるようになった。これに対して日本酒は消費が低落し続けて65万キロリットルになり、全酒類の7%を占めるに過ぎなくなった。

これ以外では、ウイスキーが一時、水割りで人気があったが、今では酒全体の1%弱、ワインの消費は少しずつ伸びているがまだ3%弱、近年では焼酎の消費が伸びて11%になっている。

このように、外来のビールが短期間のうちに民族伝統の酒である日本酒にとって代わるという現象は西欧諸国ではかつて見られなかったことである。食事の内容が急速に欧米化したためであるが、ゆでた枝豆やピーナツなどで手軽に飲める簡便さがあり、食卓を離れても風呂上りやテレビを見ながら、あるいはアウトドアで飲むなど、私たちのお酒の楽しみ方が変化したからでもある。

一人当りの酒類消費量をアルコールに換算してみると、最近の20年は年間、6・7リットルである。10リットル以上を飲んでいる欧米人に比べれば少ないようにみえるが、日本人には遺伝体質的に酒が飲めない、あるいは弱い人が半分近くいることを考えると、これで十分である。1世帯当りの酒類購入金額は年間4万5000円ぐらいで家計支出の1%程度にすぎないから、家計の心配をすることなく酒を楽しむことができている。

健康に悪影響がなく、楽しんで飲める適正な飲酒量はアルコールに換算して1日に20グラム、ビールなら500ミリリットル缶を1缶、日本酒なら1合、焼酎ならお湯割りにして1合ぐらいである。週に3日以上は飲酒するという男性たちに聞いてみると、85%の人がこの適正飲酒量か、あるいはその2倍を飲んでいるのであり、それ以上に多量を飲むという人は少なかった。

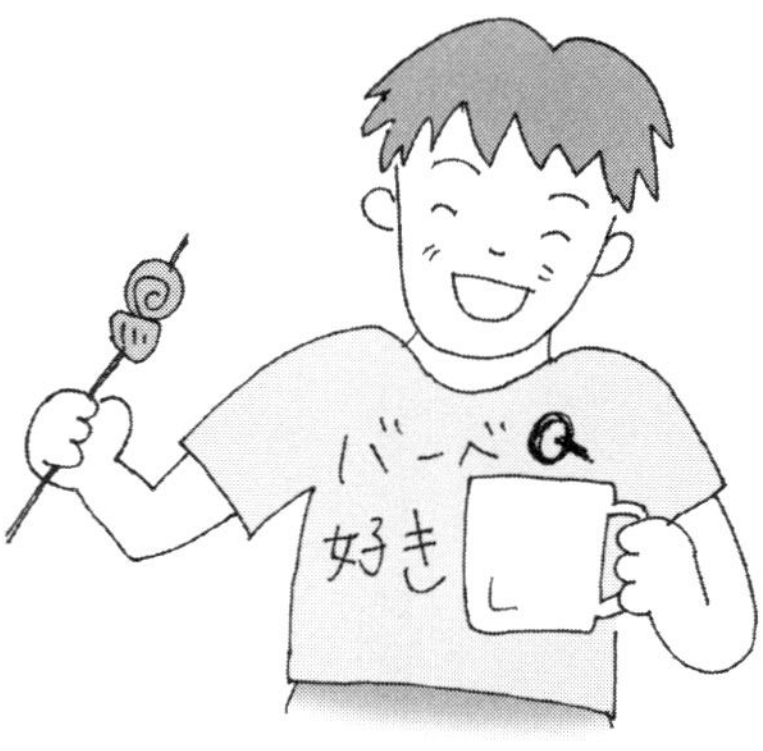

【第74話】

外食店が100世帯に1店舗

大阪万博が開かれた昭和45年に、外資系のファストフード・ショップやファミリーレストランが相ついで日本に進出してきた。それまで家業として家族規模で営業していた飲食店業界にフランチャイズ・チェーン経営の「外食産業」が加わったのである。高度経済成長の恩恵を受けて生活に余裕ができてきたので、日曜日にはマイカーでドライブを楽しみ、ファミリーレストランで食事をする「ニューファミリー族」が現れた。食事のレジャー化の始まりであった。

そもそも、日本人が家庭外で飲食できるようになったのは江戸中期からのことである。神社、仏閣の門前町に簡単な食事を提供する茶屋が現れ、江戸の町にはそば屋、うどん屋、居酒屋が多数できたが、それでも庶民が日常的に食事を家庭外で摂ることはめったになかった。著者は戦前に幼年時代を過ごしたが、たまに、うどんの出前を取ってもらうか、デパートの食堂でホットケーキを食べさせてもらうのがうれしかった。戦後、集団就職で東京に出てきた地方の中学生が食堂で食べさせてもらったカツドンのおいしさに驚いたのも無理はない。

それから40年たった今、外食をすることはレジャーではなく日常のこととなり、家族そろって外食店を利用するのが月に1、2回あるいは週に1、2回もある家庭が4割ぐらいに増えている。

外食の市場規模は25兆円にまで拡大し、人口1人当りではアメリカの2倍にもなるという活況ぶりである。その内訳をみると、食堂、レストランなどが47％であり、学校、企業、病院などでの給食が15％もある。これらの集団給食は戦前にはなかった外食の形態である。そのほかには旅館、ホテル、居酒屋、料亭、バー、喫茶店などがある。いわゆる飲食店は全国に39万店あるから、平均して100世帯に1店舗があることになる。最も多いのは一般食堂で7万店、日本料理店が4万店、中華料理店が6万店、西洋料理店が3万店、そして寿司屋、そば、うどん店が合わせて7万店もあり、現代人の食の多様性を反映している。

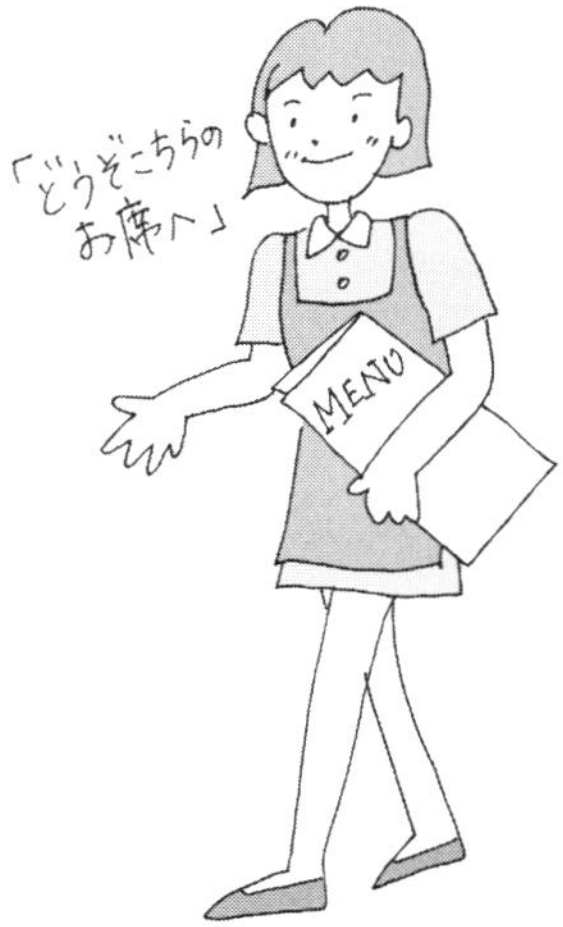

【第75話】

調理をしないで食事をすることが増えた

朝の通学や通勤途中にカフェかコンビニに寄りテイクアウトしたサンドイッチを会社についてからかじり、カップコーヒをすする。昼はコンビニで弁当とお茶を買い、学校や会社で食べる。夜は帰り道のスーパーでパック詰めの揚げ物、煮物とサラダを買い、家で冷凍のパックご飯を温め、インスタント味噌汁にお湯を注いで食べる。このように外食ではないが、調理らしい調理をせずに食事をする機会が増えている。

持ち帰り弁当屋、コンビニ、スーパーなどの総菜売り場で販売されている弁当、総菜、ハンバーガー、調理パン、おにぎり、寿司など、「中食」といわれる持ち帰りの調理済み食品がビジネスマンや学生、高齢者などの昼食、夕食に重宝がられている。中食の総売上高は最近の30年で急増して6兆円といわれている。

家庭の外で食べる「外食」ではないが、家庭内で作る「家庭内食」でもない、その中間に位置する「中食」が増えて、食事は家庭で用意するものというこれまでの概念が大きく変ることになった。平成12年度の家計調査によると、家庭の食費の10％が中食に、17％が外食に支出されている。両方合わせると日常の食事の27％は調理をしないで摂っていることになる。40年前には家庭で調理して食べることが普通であったから、この比率は10％であった。今では日常の食事の3割は調理をしないで食べているわけで、若年単身者なら7割にもなるという。

生鮮食材を買ってきて主婦が台所で調理し、家族そろって食べるという従来の食事形態から、調理済み食品を買ってきて済ませ、あるいは外食店に食べに行くというように変化した。忙しい現代の生活であり、夫婦そろって職業を持つことが普通になっているのだから当然の結果かもしれないが、食事作りの手抜きと引き換えにおふくろの味や食事時の家族の団欒など失ったものが多いのである。

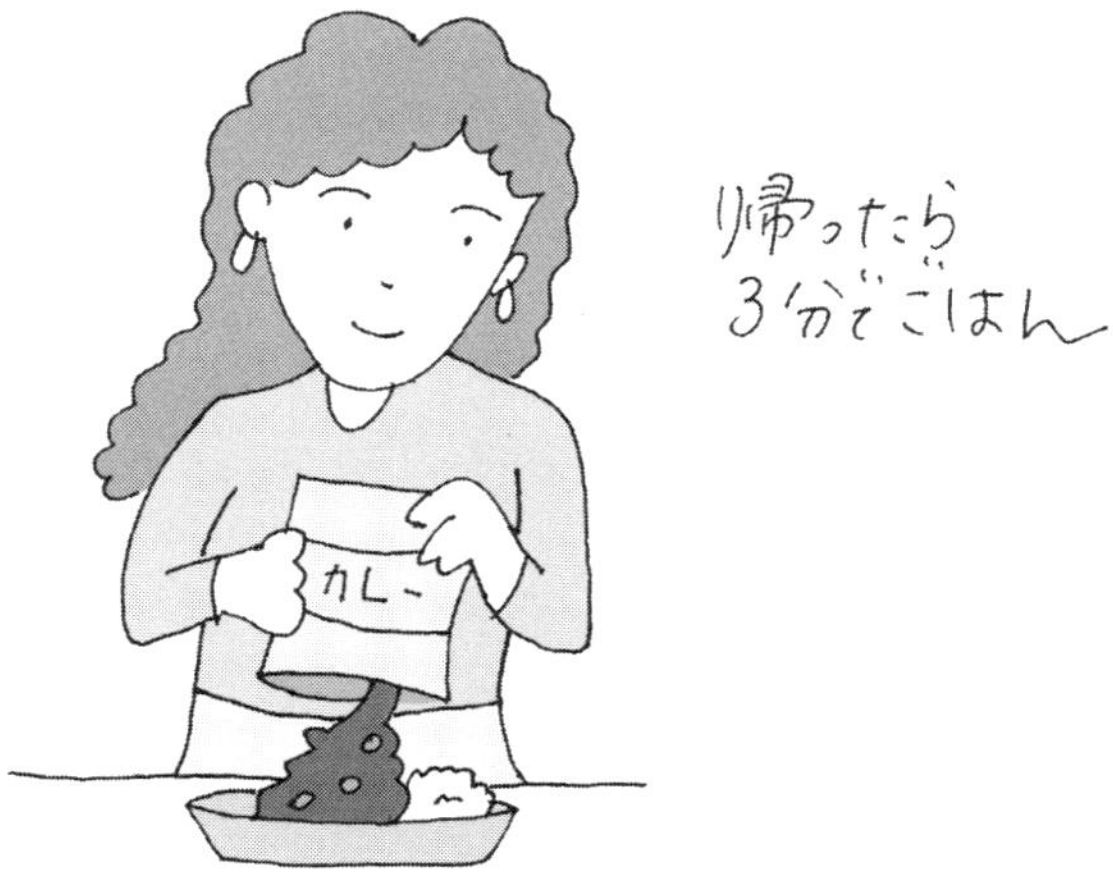

【第76話】ファストフードが若者に大人気

「とりあえずマック」と中高生は言うようだ。関西では「マクド」である。お腹がすいたとき、おしゃべりしたいときには、とりあえずマクドナルド社のハンバーガー店に行くらしい。注文すればすぐに、セルフサービスで手軽に食べられるのが魅力なのである。

第二次大戦が終結した直後、カリフォルニア州パサデナで映画館を経営していたマクドナルド兄弟が、映画の休憩時間にパンにハンバーグステーキを挟んで売ってみたところ飛ぶように売れた。これがハンバーガーという世界的なファストフードの始まりである、

日本マクドナルド社の1号店は昭和46年、東京銀座の三越デパートのショウウインドウを間借りして開店した。当時、ハンバーガーは1個80円で割高であったが、「アメリカの味」が人気を呼び、あっという間に50万円を売り上げたのが今も語り草になっている。その後、モスバーガー、ロッテリア、フレッシュネスなどが相次いで参入して、ハンバーガー・ショップは全国に６２００店舗を超えた。中でも、日本マクドナルド・チェーンは売上が５０００億円で外食業界の第1位である。

ファストフードは文字通り「注文すれば直ぐに食べられる」ものであり、忙しい現代人にぴったりの新しい食事形態であると言ってよい。ハンバーガーのほかにもミスタードーナツ、ケンタッキーフライドチキン、吉野家牛丼、ドトール社やスターバックス社のコーヒショップなども同類である。カウンターで注文して、自分で席に運ぶセルフサービスだが、持ち帰りもできる。自動車に乗ったままで注文できるドライブスルー店もある。

ファストフード店のメニューはチェーン店に共通だから、食材はまとめて大量に安く購入し、下ごしらえ、調理はセントラルキッチンでまとめて行い、チェーン店舗ではマニュアルどおりに温め、トッピングし、盛り付けるだけである。コックがいなくても、パートやアルバイトの店員で同じ味、同じ品質のものを、しかもお客を待たせることなく迅速に提供できる。新しい調理サービスの形態が生まれたのである。

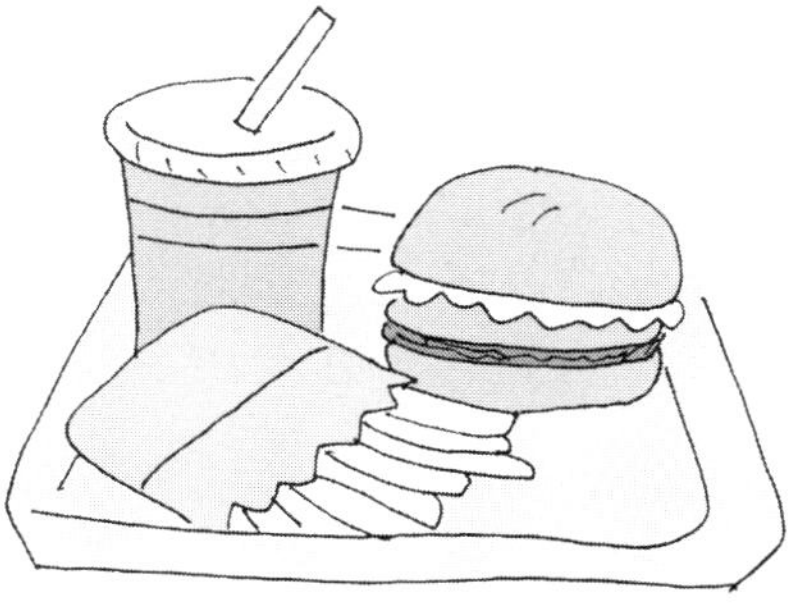

【第77話】スーパーとコンビニがなければ暮らせない

現在の豊かで便利な食生活を支えているのは、食品スーパーマーケットとコンビニエンスストアである。食料品の小売店の総売り上げは41兆円であるが、そのうち、食品スーパーが2万店で売り上げが13兆円、コンビニが4万4千店で売り上げが5兆円を超えている。スーパーとコンビニだけで生鮮食料品、加工食料品の4割が売られているのである。これに対して、従来からの小規模な鮮魚店、精肉店、青果店、菓子屋、パン屋、米穀店、酒販店は急減して32万店になり、売り上げも13兆円に縮小している。

我が国最初のスーパーマーケットは昭和28年、東京青山に開店した紀ノ国屋であり、昭和32年にはダイエーが神戸三宮店を、33年にはイトーヨーカ堂が北千住店をオープンした。生鮮食料、加工食品を含めた食品の総合量販店であるスーパーマーケットは、「低価格」「セルフサービス」「なんでも揃う」を売り物にして急速に店舗数を増やした。スーパーマーケットは戦前からアメリカにあったが、日本に移入されて大量仕入れ、大量販売により食料品の小売業態を一変させてしまった。

コンビニエンストアが日本で産声を上げたのは昭和49年である。「何時でも買いものができる」ように、人通りの多い街中で24時間、年中無休で営業している。売り上げの70%がおにぎり、弁当、総菜、菓子、飲料などすぐに食べられる食品であり、食事づくりをしない学生や単身者、昼食を買うサラリーマン、夜食を探す深夜族、食事作りが面倒になった老年者にとって、コンビニは「便利な台所代り」になっている。都市郊外の新興住宅地などでは戦前からの小売商店が少ないから、スーパーやコンビニがなければ「食料難民」になってしまう。スーパーの品ぞろえとコンビニ食は日本の食の在り様を質量ともに左右していると言える。

それにしても、スーパーの店頭に並ぶ食料品の多様さ、豊富さは驚くばかりで、飽食ニッポンの象徴である。同じ野菜でも産地ごとに数種類取り揃え、牛乳、飲料などはメーカーごとに数十の商品があるので選択に迷う。食品市場の成長が止まり、業者間の競争が激しいためであろうが、過剰な品揃え、行きすぎた安値競争は止めたほうがよい。

【第78話】

食料の経済バランスがおかしい

私たちの食生活が豊かになり、便利になったので、それを支える農水産業、食品加工製造業、流通小売業、外食サービス業など食品関連産業に従事する人は1130万人にもなり、経済規模は80兆円になっている。私たちが食べることに支払うお金は寄せ集めると国家予算に匹敵する金額になる。

原始時代は自給自足であったから、食料を作る人と食べる人は同じであった。しかし、そのうちに農産物や肉、魚の物々交換が始まり、簡単な加工をする商売が現れる。貨幣経済になると食料品の販売が始まり、そのための市場や仲介をする商人が登場する。やがて、町や都市ができると、食物を小売りする商店、飯屋、居酒屋、料理屋などが現れる。こうして、食料の生産者と消費者をつなぐ流通と消費の形態は複雑多岐になるのである。

現在、食料の生産から消費に至る食品関連産業のネットワーク（フードシステムという）の経済規模は、農水産業が輸入を含めて15兆円、食品の加工製造業が31兆円、流通販売業が27兆円、外食業が中食を含めて24兆円である。製品と流通経路がオーバーラップしているところがあるので、最終的に消費者が支払うのは生鮮食料品に15兆円、加工食料品に42兆円、外食に24兆円、合計して約80兆円になる。

ここに問題がある。高度経済成長が始まる直前、昭和31年の食品関連産業の経済規模は４兆円で現在に比べれば小さいものであったが、その35％は食料の生産者である農家や漁業者に配分されていた。今では経済規模は80兆円に増加したが、生産者にはその13％、10兆円が還元されるだけである。食料を生産する農水産業に比べて、食料を流通させる流通小売業、加工する製造業、料理を提供する外食サービス業が膨張し過ぎてバランスが悪くなっているのである。

食べることも経済活動の一つの対象に過ぎなくなったのであろうか。生きるための食料を生産する農畜産業と漁業が余りにも報われず、活力を失っているのである。そして、膨張しすぎた食品関連産業の経済を維持するために、行きすぎた食の豊かさ、便利さが提供され、必要のない食の消費が強いられているように思う。

食産業の市場規模は100兆円！

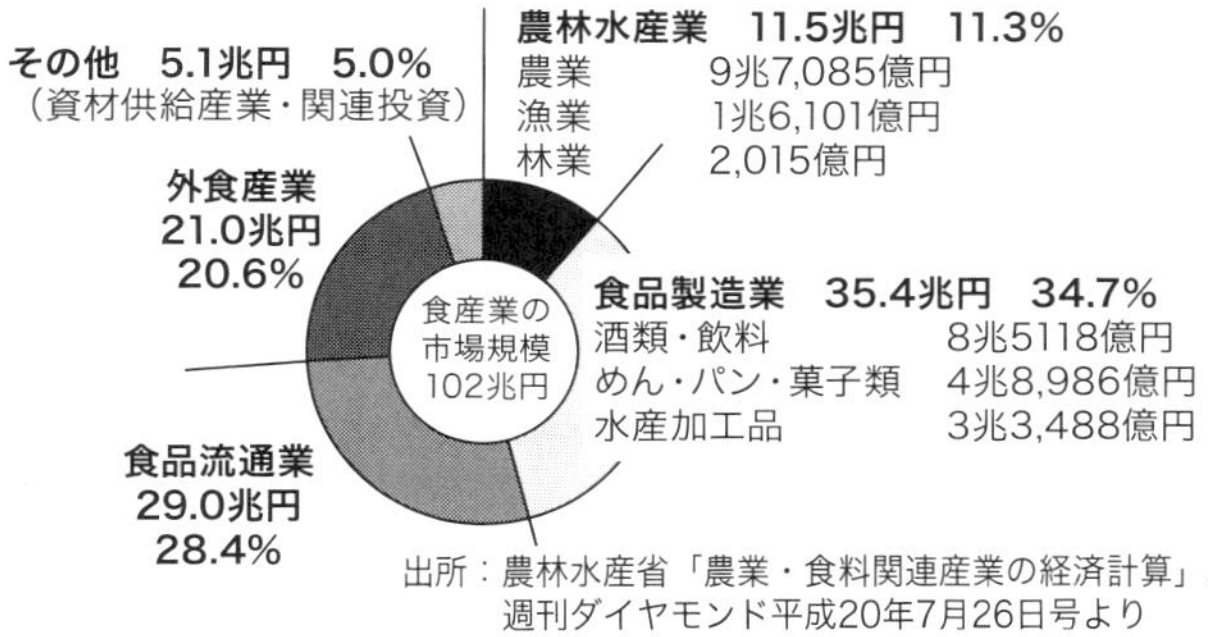

出所：農林水産省「農業・食料関連産業の経済計算」。
週刊ダイヤモンド平成20年7月26日号より

【第79話】

男子は厨房に入らず

この言葉はすっかり死語になった。いつ頃から食事ごしらえは主婦の専業ではなくなったのだろうか。

昭和30年代から40年代にかけての高度経済成長期には、仕事を求めて農村から都市へ多くの若者が移住してきた。彼らが構えた家庭では妻は食事作りと育児に従事する専業主婦だった。娘は学業を終えると職業につくが、結婚あるいは出産すると退職して専業主婦となり家事に専念するのが普通であった。

ところが昭和45年ごろに高度経済成長が終わると、産業界は男子ばかりではなく、女性も職業人として活用するようになった。若い女性はそれまでの腰掛け勤務をやめて、結婚後もフルタイムで職業を続けるようになった。子育てを終えた中年の主婦は新しく勃興してきた外食産業やスーパーマーケットなどの量販小売業店でパート労働者として働くようになった。女性の被雇用比率を見てみると、20～24歳のＯＬ世代では昭和50年に58％、平成15年に62％で大きな変化はないが、45～49

歳の子育てを終えた主婦の世代では32％から61％へと倍増している。

成人女性の6割が職業を持っているのだから、家事のすべてを女性がすることは肉体的にも、時間的にも無理である。かつて夫婦ともに職業を持つ共働きは珍しかったが、今ではごく普通になり、食事作りも育児も夫婦の共同作業になっている。とはいうものの、まだ食事作りの90％は女性の分担になっているのが実態であるから、当然の成り行きとして食事作りにかける手間と時間をできるだけ節減しようとする。料理を作ることを面倒だと考えている女性は若中年層の半数に及び、料理にやりがいを感じている女性は年齢層に関係なく5割もいなくなった。

現在、毎日、2回以上の食事づくりをしている女性は20歳代なら2割で、30歳代から60歳代の主婦層でも6割強である。そして、食費の42％が加工食品の購入、26％が中食や外食店の利用に当てられている。食事作りの実に7割が外部に任せられるというようなことは日本の食文化史上はじめてのことである。

【第80話】

母親の味がなくなっていく

親子で暮らす世帯を調査したところ、毎日、家族そろって夕食を摂っている家庭は3割強あるにすぎず、週に2、3日しかない家庭が3割強である。父親は残業、母親は勤めやパートに出ていて、子供はクラブ活動や塾通いで忙しいから家族ばらばらで食べることが多いのであろう。家族全員が毎日そろって夕食を摂る割合は東京では30%であるが、ニューヨークでは40%、パリでは60%である。東京が最も少ないのはなぜだろう。

世界のどの国でも食料の乏しい時代には家族は一緒に食事をするものであった。敗戦直後の食料難の時代には家族が乏しい食料を分け合って暮らし、家族の中心は「食べること」にあった。親は空腹を我慢しても、子供には腹一杯食べさせようとした。子供

家族で一緒に食事をしてますか

家族そろって一緒に食事をする頻度

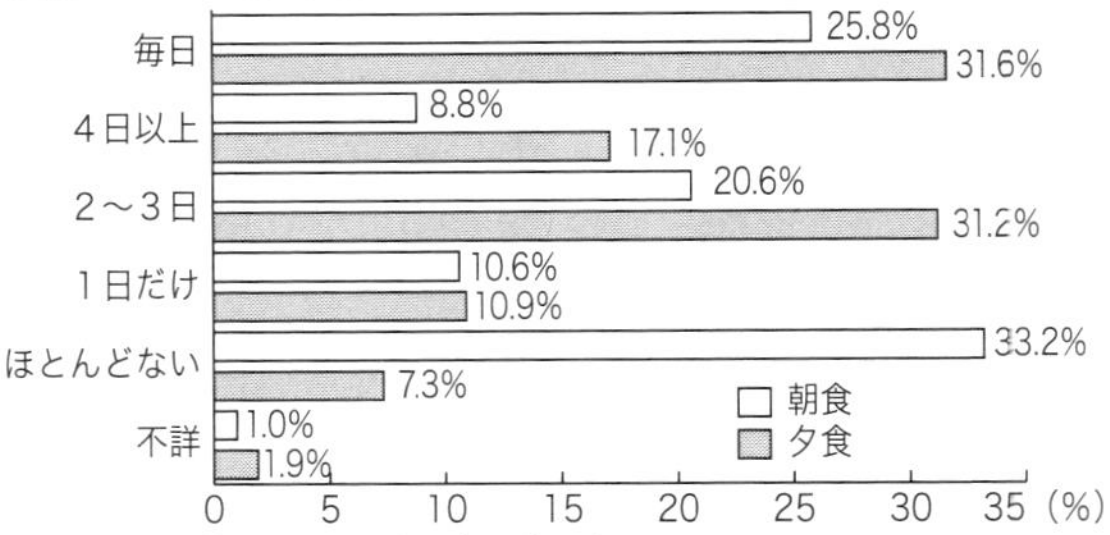

厚生労働省「平成13年度児童環境調査」より

心にも親のありがたさ、食べ物の大切さは身にしみて分かるから、一緒に食事をすることが家族の連帯感を生みだしていたのである。ところが、最近の調査によると、自分たちは家族だなと感じるのは「一緒に食事をしているとき」と答える人は4割に過ぎない。

かつては家に帰らなければ食べるものがなかった。今は外食店やコンビニなどで何時でも好きなときに食べられる。食事は空腹を満たし、栄養さえ摂れればよいものと考え、一人で都合のよいときに手早く済ますのであろう。

一人暮らしの人であれば夕食の79％が孤食であっても不思議でないが、夫婦暮らしでも10％、子供がいても16％が個食である。バラバラ個食という食事形態では、必然的に夫婦や家族の会話と触れ合いが薄れていくことを否めない。かつて食卓で行われていた子供に対する食事の躾もおろそかになる。この問題は突き詰めていくと、家族とは何か、個人の幸せは何かという大きな問題に発展することなのである。

小学生のころ、守るように言われていたこと（複数回答）

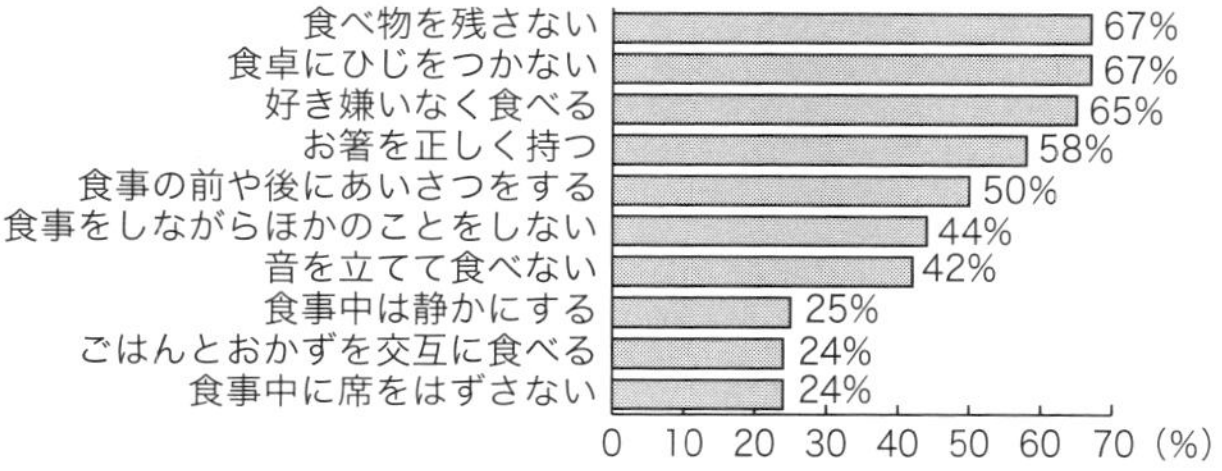

NHK 放送文化研究所「食生活に関する世論調査」平成 18 年、NHK 放送文化研究所編『崩食と放食』NHK 出版、生活人新書、平成 18 年より

【第81話】

子供だけの食事が増えている

驚くべきことに、子供10人のうち、4人が子供だけで朝食を摂っていて、さらにその1人は夕食も親と一緒に食事をしていない。子供だけで摂る食事であるから「子食」である。

一人で食べる児童、生徒は食事がおいしくない、体がだるい、元気が出ない、心臓がドキドキするなど訴えることが多い。子供だけで食べるのだから、食べ物の好き嫌いが激しくなり、間食が多くなるなど栄養の偏りも原因するだろうが、家族と会話しながら楽しく食事することによって得られるくつろぎ、安らぎ、ゆとりなどが少ないことが影響しているのだろう。

小学生の5%、中学生の8%が朝は眠い、食事の準備ができていない、登校前で時間がないなどの理由で朝食を食べていない。母親が朝食を摂らないケースであると、乳幼児も3割が朝食を与えられていない。ひどい話である。

朝食は栄養を補給するだけでなく、睡眠中に低下した体温を上昇させ、血糖値を上げて脳を活性化させ、体のリズムを昼型に整える効果がある。欠食すると勉強や運動の集中力などに影響することが科学的に証明されている。小、中学生45万人を対象とした学力テストを見ても朝食を摂っている生徒のほうが成績がよいのである。高校生の体力テストでも、朝食を食べているグループは食べないグループより合計点が高いことが示されている。

もちろん、朝食を食べさえすれば成績が上がるという単純な話ではない。きちんと朝食を摂るような規則正しい生活習慣を身につけられるか、どうかが大切なのである。「早寝・早起き・家族そろって朝ごはん」で子供の生活リズムを改善しよう。

毎日朝食をとる子どもほど、ペーパーテストの得点が高い

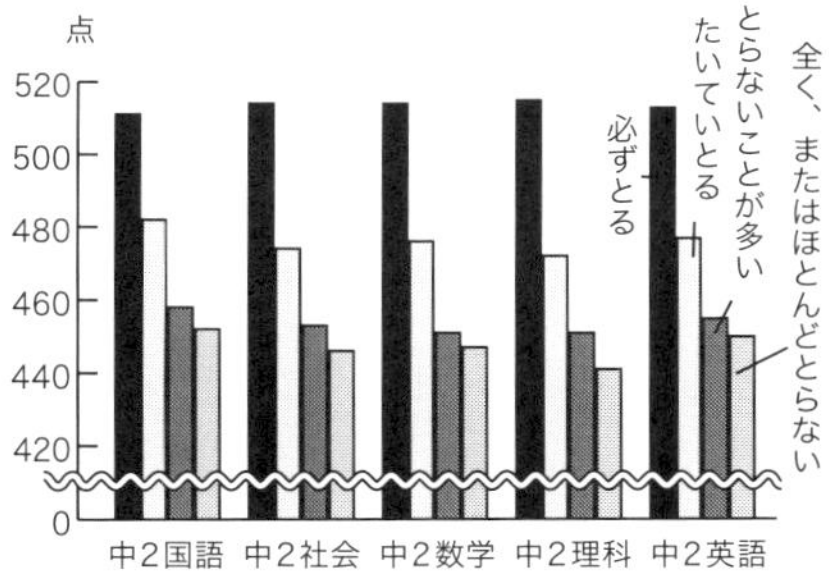

国立教育政策研究所「平成15年度小・中学校教育課程実施状況調査」平成18年版「食育白書」による
http://www.8.cao.go.jp/syokuiku/data/whitepaper/2006/book/index.html

【第82話】

朝食を抜いて、昼も夜も外食

朝は忙しいからといって朝食を摂らない人が増えて、20歳代の男性では4人に1人、女性では5人に1人になっている。朝食を摂らない20歳代、30歳代の女性は30年前に比べると4倍近くに増えている。国民全体では13％の人が朝食を食べていない。朝食を摂るにしてもサプリメントや乳製品、菓子だけで簡単に済ませる人、通勤途上の外食チェーン店で食べたり、コンビニで買ったものを会社に着いてから食べる人も多い。

朝食は睡眠中に低下した体温を上昇させ、血糖値を上げて脳を活性化させ、体のリズムを昼型に整える効果があるので、欠食すると勉強や仕事の能率が悪くなる。イライラする、不安、体がだるい、面倒さなどのストレス症候も現れる。

朝食を抜くだけではない。20歳代から30歳代の男性のサラリーマンでは1割近い人が昼食を食べていない。昼食を外食、あるいは中食で済ます人は20歳代から40歳代の男性なら2人に1人以上、女性でも5人に2人弱がそうである。夕食も若手のビジネスマンなら2人に1人、ＯＬなら3人に

1人は外食で済ませている。

忙しい20歳代の若年世代では1日に3回、きちんと食事をしているのは男性で62％、女性で76％に過ぎない。1日に1食しか食べない人が男性で6％、女性で2％もいる。また、20歳代の女性は行き過ぎたダイエットをすることが多く、そのためにやせ過ぎになっている人が30年前の2倍にも増えて3割近くいる。

だから、20歳代では男女ともにカロリー摂取量が所要量に比べて20％近くも足りないのである。中食や外食の利用が多くなると食事内容のコントロールが難しくなる。コンビニ、スーパー、ファストフード店のメニューは高タンパク、高脂肪の肉料理が多く、野菜、海藻や魚が不足している。そのためか、カルシウム、鉄、ビタミンA、ビタミンB_1、ビタミンCなどが不足気味になる。

空腹さえ満たせばよいと考えて栄養の大切さを忘れているために、飽食の時代でありながら若年層には栄養不良が起きている。

朝食を欠食し、昼食を外食する人が多い

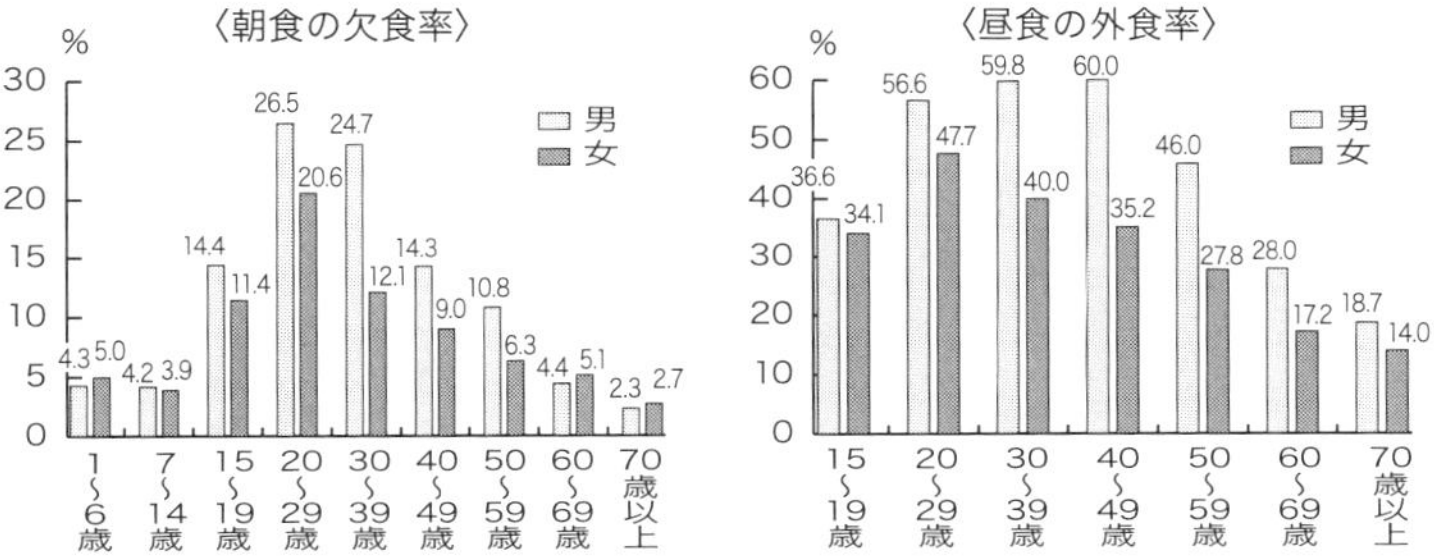

厚生労働省「平成 14 年国民栄養の現状」による

【第83話】失われていく郷土の料理と行事食

戦前の農村では、季節ごとの年中行事や冠婚葬祭には普段の食事とは違った食べ物を作って神仏に供え、家族や親類縁者が集まって祝う習慣が古くより行われてきた。

正月には鏡餅、雑煮やおせち料理、ひな祭りや村祭りにはばらずしや甘酒、端午の節句には柏餅とちまき、お彼岸やお盆の仏事には団子、ぼた餅、そうめん、西瓜、中秋の名月には月見団子と里芋、子供の誕生、お宮参り、初節句、七五三の祝いなどには赤飯とおすし、尾頭付きの鯛などである。

米、小豆、生魚、卵などを使った行事食は今日ではそうでもないが、当時はめったには食べられない御馳走であった。毎日の食事が質素で、変化が乏しいから、特別の日には日頃は食べられない御馳走を作って客をもてなし、自分たちも楽しんだのである。おせち料理は正月三が日は煮炊きをしないで休息するために用意した保存食でもあった。今日ではコンビニが元旦から営業しているからおせち料理を作る必要性は薄れている。

農村の生活とは違って、現在の都市の生活には季節の年中行事が少ない。残っている行事食といえば、正月の雑煮とおせち料理、クリスマスのケーキと大晦日の年越しそばである。子供の誕生日パーティのケーキとジュース、バレンタインデーのチョコレートは新しい行事食であろうか。昔どおりに、七草がゆ、節分の恵方巻きずし、お彼岸のおはぎ、土用の丑の日のウナギ、冬至のカボチャなどを食べるのは高年者であっても少ない。

行事食や郷土料理は地縁社会で生きていた農民が食を楽しむ知恵であったといってよい。時代が変わり、社会環境が大きく変わったので、農村の行事食に代わる現代の食の行事はまだはっきりとは見えてこない。

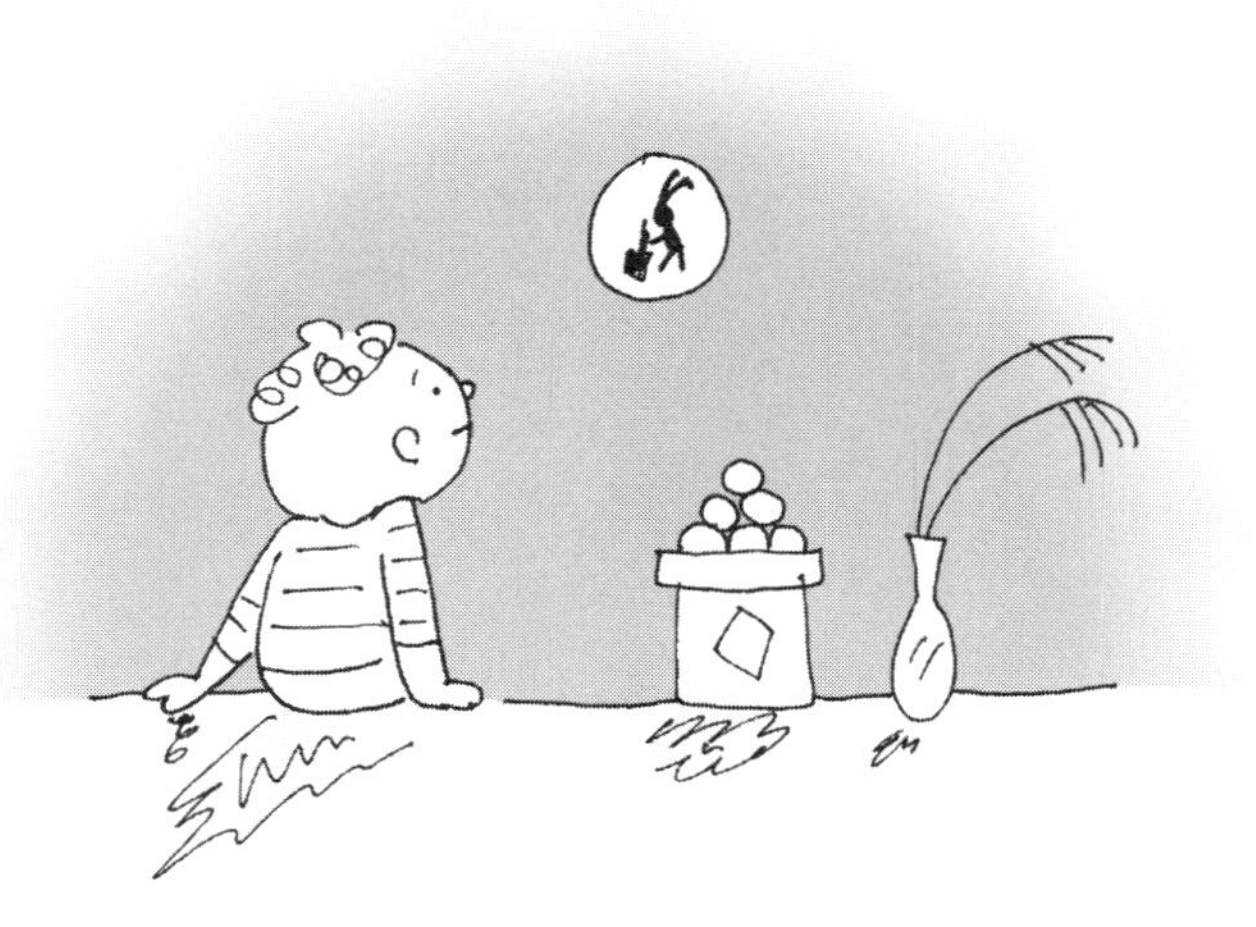

第5部

健康に良い食生活ができていない

【第84話】食べることは生きること

私たちは食事をしなければ生きていけない。食事をする、つまり食物を食べることにより生命活動に必要なエネルギーや身体をつくる栄養素を摂り込むのである。日常の食物には、栄養素、つまり糖質（主に澱粉）、タンパク質と脂質（主に脂肪）と、微量のビタミンとミネラルが豊富に含まれている。

糖質（主に澱粉）は消化器内でブドウ糖に分解されて吸収され、細胞で二酸化炭素と水に分解されてエネルギーを生み出す。このエネルギーを使って体内で無数の化学反応が進行し、筋肉の収縮、脳や内臓の活動、体温の維持などが行われる。タンパク質はアミノ酸に分解されて吸収され、体内で筋肉や内臓、皮膚、髪や爪などのタンパク質をつくる原料になる。脂肪は脂肪酸とグリセロールに分解されて吸収されて身体の細胞膜に使われ、余ったものは皮下脂肪や内臓脂肪として蓄えられる。

呼吸によって体内に取り込んだ酸素は細胞でブドウ糖を燃焼させて二酸化炭素と水に分解するこ

とによりエネルギーを発生させる。心臓から送り出されて体内を流れる血液は食物から取り出したブドウ糖やアミノ酸、脂肪など栄養成分を体の隅々まで運搬する。カルシウムとリンは骨や歯を形成するのに欠かせない。微量のビタミンやミネラルはこれらの生命活動を円滑に進行させる潤滑油の役目をする。

私たちの体の中では絶えず組織の新陳代謝が起きている。細胞も筋肉も骨も古くなったものは分解され、新しいものに入れ替わる。例えば、筋肉のタンパク質は1年もすれば全て新しいタンパク質に入れ替わるが、その原料になるのは食事で取り込んだタンパク質やアミノ酸である。

これ以上の詳しい栄養学の知識は知らなくてよいが、今、食べているものが今日、活動するためのエネルギーを生み出し、数日後には身体の一部となって生命を守ってくれることは忘れないでほしい。ところが、最近ではなに不自由なく食べられるようになったので、ついついこのことを忘れて、忙しいことに取り紛れて食事を疎かにしがちである。このことがわが国の食生活をすっかりおかしくしてしまったのである。

【第85話】

栄養素は足りているけれど

私たちは健康で元気よく活動するために、食物から栄養素をどれだけ取り込めばよいのだろうか。厚生労働省が定めている「日本人の食事摂取基準」には、3大栄養素と主要なビタミンとミネラルについて1日に必要な量と食事で摂取するよう勧める「推奨量」が、男女、年齢層別に示されている。

例えば、健康が気になりだした50〜69歳の会社員であれば、1日に必要なエネルギーは2400キロカロリーで、その50〜70%を糖質（主に澱粉質）で摂るのが望ましい。タンパク質は60グラム、脂肪は多くても66グラム程度を摂ればよい。ビタミンAは700マイクログラム、ビタミンB_1は1・3ミリグラム、カルシウムは700ミリグラム、鉄は7・5ミリグラムが摂取するべき「推奨量」である。

これに対して、私たちはこの摂取推奨量を満たすように食事をしているのであろうか。厚生労働省は毎年11月、休日でない1日を選んで、全国から無作為に選んだ300区域の5000世帯、約

1万5000人について国民健康・栄養調査を実施している。その日の朝食、昼食、夕食、間食の内容を詳しく聞き取り、使われた食材を分析して栄養素の摂取状況を調査するのである。それだけでなく、体重、血圧などの身体状況、飲酒、喫煙、運動などの生活習慣も調査するから、国民の食事と健康の関係を分析する便利な資料になる。

最近の国民健康・栄養調査の結果を食事摂取基準に示されている推奨量と対照させてみると、日本人の平均的な栄養素摂取量は、老若男女の平均値をみるかぎりではナトリウムが過剰で、カルシウムが少し不足していることを除いて、どの栄養素も推奨量を確保できている。だが、中高年層にはカロリーとタンパク質の過剰摂取があり、若年層にはカロリー不足、カルシウムと鉄の不足が気になる。

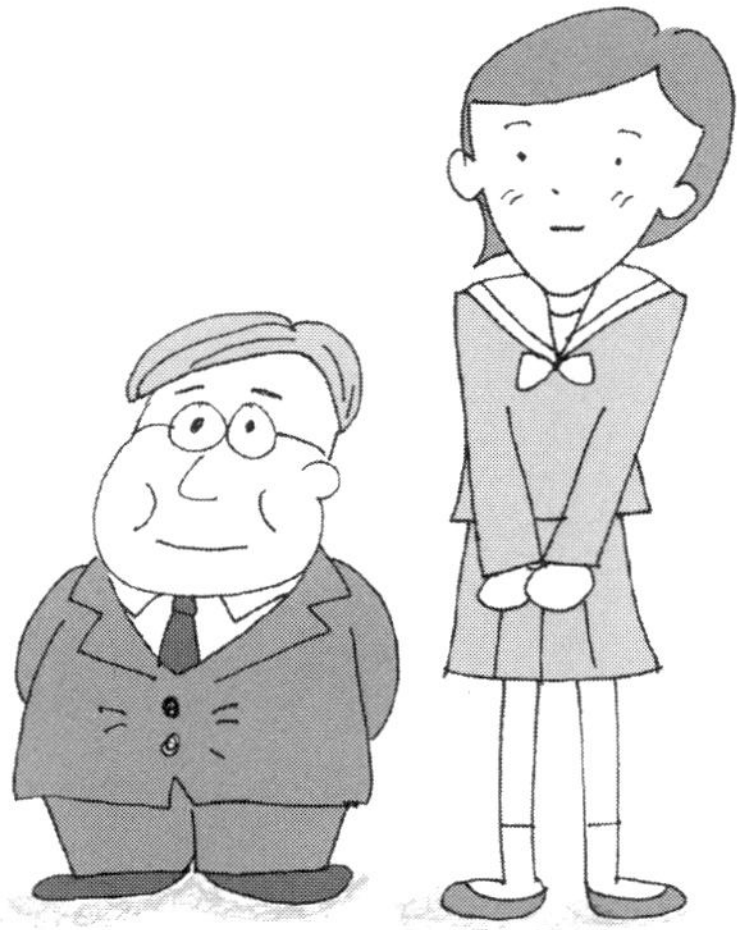

【第86話】自分の食事内容を点検してみる

日本人の平均的な食事内容を知るには、厚生労働省が平成18年度に全国5000世帯、約1万5000人について1日の食事内容を実地に聞き取り調査した国民健康・栄養調査の結果をみるとよい。

老若男女を平均してみると、1人が1日に、米、パン、うどんなど主食となる穀物を450グラム、肉、魚、卵、牛乳など動物性食材を323グラム、豆、野菜、ジャガイモ、果物など植物性食材を692グラム食べ、お酒やジュースなど嗜好性飲料を621グラム飲んで、合計して2086グラム、1891キロカロリーを摂取している。

具体的な食品で示してみると、米飯2杯半、食パン6枚切り1枚、うどんなど1／3玉、豚ロース肉、薄切り3枚80グラム、サケ切身1切れ80グラム、卵Mサイズ2／3個、牛乳2／3カップ、納豆1パック、ジャガイモ中サイズ1／2個、トマト中サイズ1個、きゅうり1／2本、たまねぎ中サイズ1／3個、キャベツ小葉1枚、豆腐の味噌汁2杯、リンゴ1／3個、餡入り菓子1個、ビール35

0ミリリットル缶1個、砂糖、醤油、油各大匙1杯である。身体活動が激しくない中高年者であれば、これで十分である。

これを読んで自分の食事内容には問題があるなと感じた人には、自己診断してみることをお勧めする。ごく普通に食事をした日を1日、できれば3日ほど選んで、朝食、昼食、夕食、間食、夜食の内容を思い出し、1日に食べた食材とその分量を平均してリストアップするのである。食材は秤ではかるのがよいが、目分量でもよい。そして、日本人平均値と比べてみれば自分の食事に過不足があるかどうかわかる。

さらに詳しく知りたければ、日本食品標準成分表を利用して、摂取したカロリー、炭水化物、タンパク質、脂肪、主要なビタミン、ミネラルを概算することもできる。

日本人が1日に食べる食料

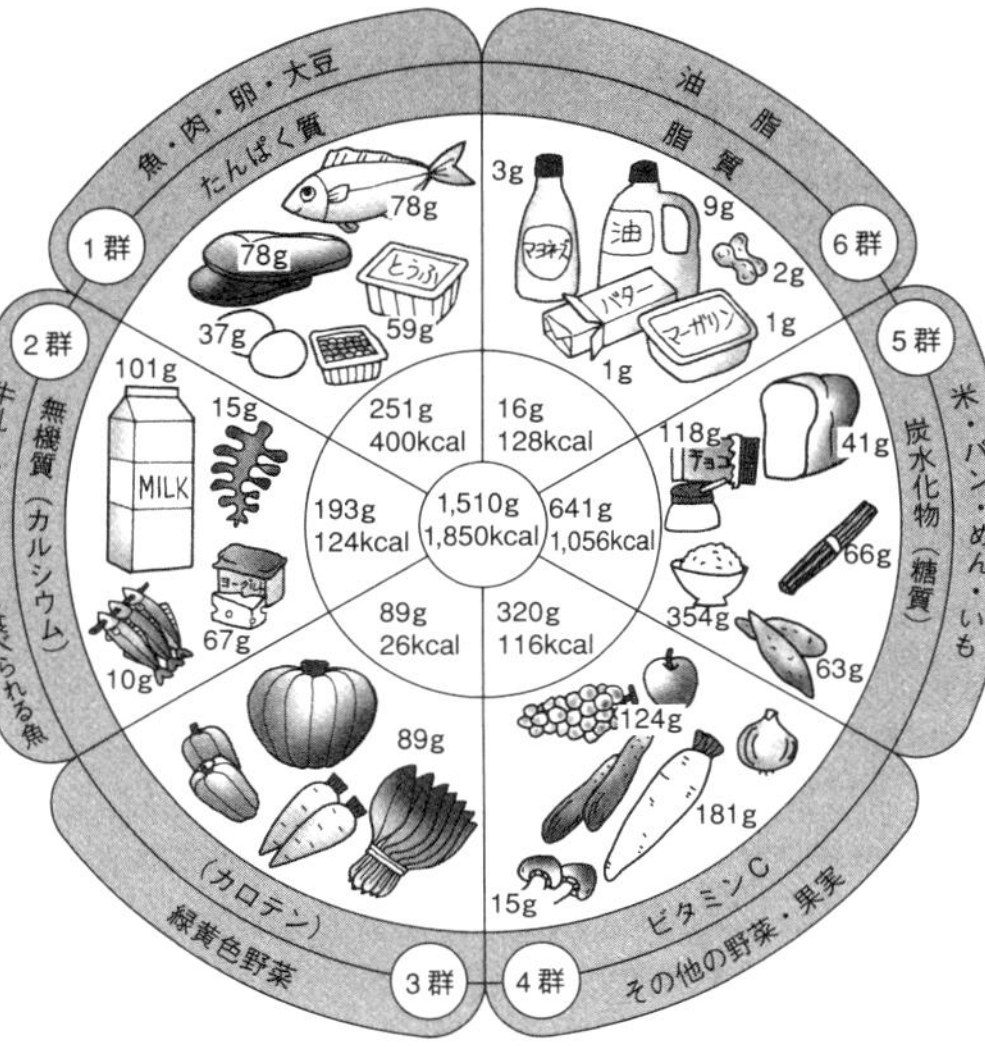

注：嗜好性飲料など531.6g、80.2kcalは別とする。
資料：厚生労働省「健康づくりのための6つの食品群」昭和57年、平成14年国民栄養調査による

【第87話】

25年前の食事は健康に良かったが

我が国は平均寿命が世界一になり、高齢化が急速に進んでいるにもかかわらず、極端な肥満や生活習慣病の罹患率が欧米に比べて少ない。これは洋風化したとはいいながら、まだまだ米と魚を多く食べている食事のせいではないかと考えられている。

戦後、我が国では米食中心、つまり澱粉質を多く食べる食生活から脱却して、肉類や乳製品など動物性食品を多く摂る欧米型の食生活に変えるよう栄養指導が行われた。その結果、昭和60年ごろにはタンパク質、脂肪、糖質の摂取比率が理想的なバランスに収まるようになり、国民の体位が向上し、平均寿命は世界一になった。

しかも、食事の内容が豊富になったにもかかわらず、総摂取エネルギーが一日、2000キロカロリー前後に止まっていて、それ以上に増加しなかったのがよかった。欧米諸国では1日に3000キロカロリー以上もある食事を摂り、しかも肉料理が多いので脂肪の過剰摂取による肥満、高血圧症と動脈硬化が増え、心臓疾患が多発している。

ところが、わが国ではご飯の量を減らしたといっても、まだまだご飯中心の食事であることには変わりはなく、そして、動物性タンパク源として肉ではなく魚を主体としてきたことがよいのであろう。タンパク質の半分近くをご飯と脂肪の少ない魚から摂っているから、脂肪の摂取過多にならずに済んでいたのである。

ところが、最近、米の消費の減少が加速するとともに、食肉の消費が急増し、反対に魚の消費が急減してきた。その結果、脂肪からのエネルギー摂取が上限とされている全体の25％を越えるようになってきた。それとともに中高年者の肥満が増加し、生活習慣病が蔓延してきたのである。

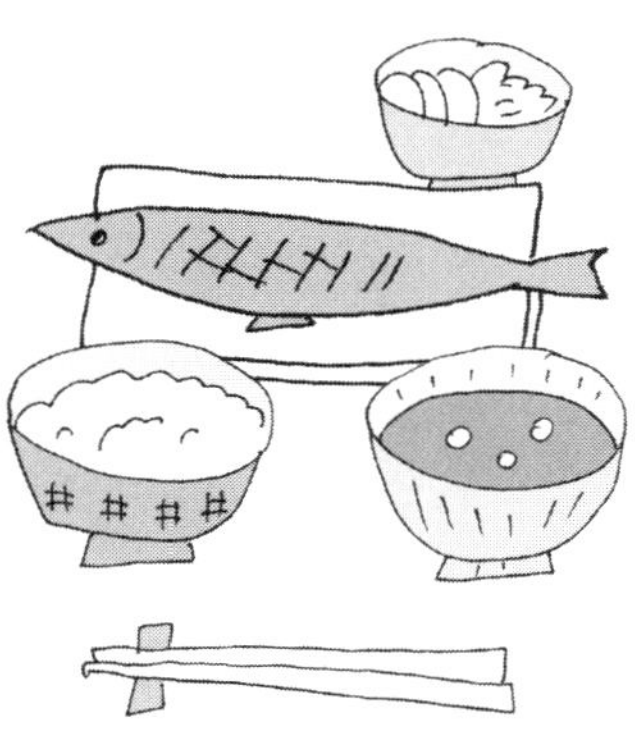

【第88話】

若者の魚離れをくいとめる

日本は周辺を海で囲まれているから、私たちは昔から魚介類をよく食べてきた。近年は近海での漁獲量が減少したので輸入魚が増えているが、それでも一人一日に平均して魚や貝を約80グラムは食べているから、欧米人に比べれば3倍以上である。

私たちは平均して1日に魚を87グラム、肉を77グラム食べるので、タンパク質は魚から最も多く24%を摂取し、肉から摂取する17%より多い。魚のタンパク質はエビ、カニ、貝を除いて必須アミノ酸が充足していて、牛肉、牛乳、卵などのタンパク質と同様に栄養価が高い。タンパク質は小麦、豆、米からも摂取できるが、米や小麦など植物性のタンパク質には必須アミノ酸が不足している。

さらに魚肉の一番よいところは脂肪が肉に比べて数分の一と少ないことである。牛肉や豚肉には脂肪が20%ぐらい、脂身であれば40%も含まれているが、魚はウナギやマグロの脂身を例外として、脂肪は数%に過ぎない。とくに、エビ、カニ、イカ、タコや貝類の脂肪は1%以下である。この違いが肉類を多く食べる欧米人が脂肪の摂取過多に悩み、日本人がそうでもない理由に挙げられている。

さらに、魚から摂っている脂肪は脂肪全体の10％に過ぎないが、魚の脂肪には血液のコレステロールや中性脂肪を増やす飽和脂肪酸が少なく、コレステロールを減らし、血流を促進するリノール酸、リノレン酸、ＥＰＡ、ＤＨＡが多い。カルシウムを吸収するのに欠かせないビタミンＤも魚から75％を補給しているのである。

ところが、近年、魚の消費量が減って魚と肉の摂取量が逆転しかけている。子供や若者が魚をあまり食べなくなったからである。老年者には焼き魚や煮魚が好きな人が４人に１人はいるが、10歳代の少年少女では25人に１人に過ぎない。若者は急速に魚離れを起こしているので、若年層向きの魚の調理法などを工夫しなければならない。

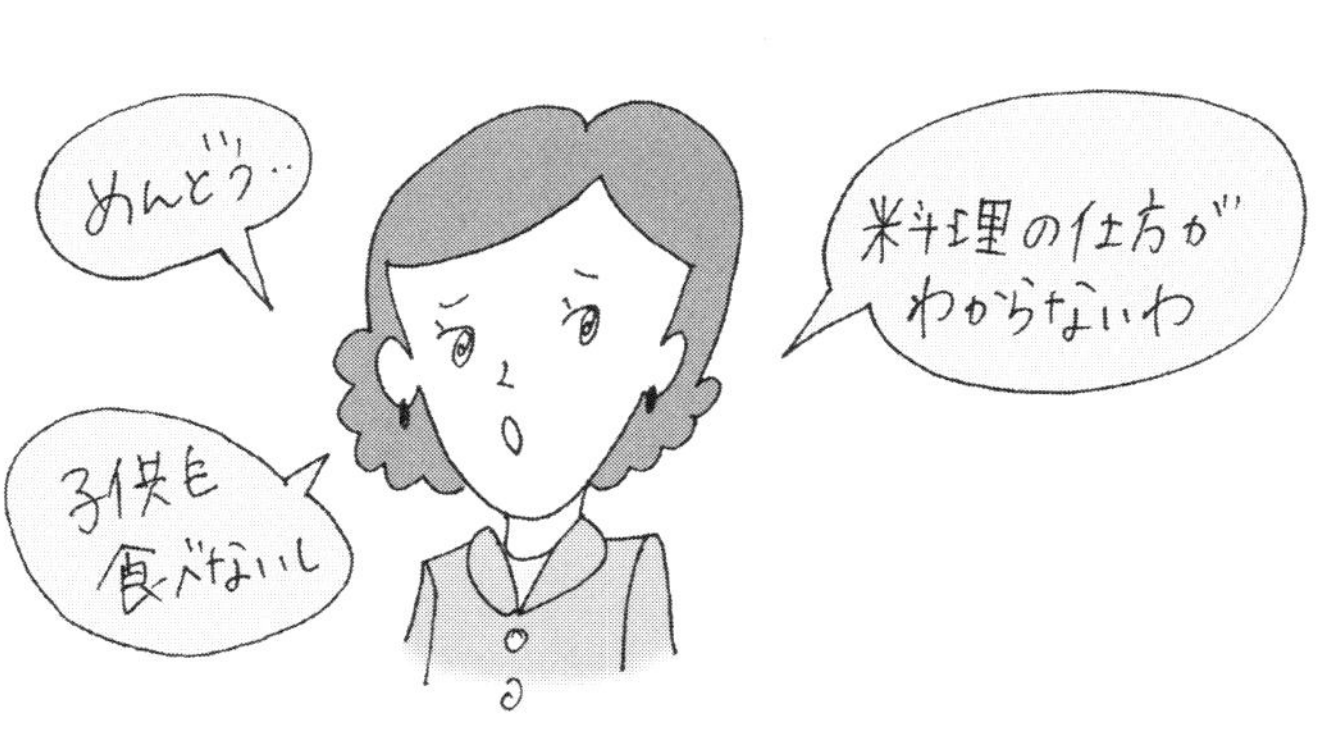
料理の仕方がわからないわ
めんどう‥
子供も食べないし

【第89話】 食塩の摂り過ぎ、カルシウム、鉄の不足

日本の食事は塩分が多いのが問題である。醤油、味噌、漬物など塩辛いものが多い。生理的には、塩は1日、1・5グラムを摂れば十分なのであるが、塩は調味料として欠かせないからどうしても多く摂取することになる。塩分の摂り過ぎは高血圧を誘発しやすいので、かつては1日、25グラムも摂取していた食塩を6グラムに減らすように指導しているが、まだ12グラム程度に減っただけである。ラーメン1杯のスープには塩分が5グラムも入っているから注意しよう。

若い女性にはカルシウムと鉄が不足している。体内のカルシウムは90％がリン酸と化合して骨を形成しているが、古くなった骨からはカルシウムが溶脱して骨量が減少する。高齢になるとカルシウムの吸収が悪くなり骨の形成が衰え、ことに女性は女性ホルモンの分泌が衰えるとカルシウムの溶脱が激しくなるので骨がいっそう脆弱になる。最近の若い女性に多いカルシウム不足は中高年になってからの骨粗鬆症の原因になる。現在、1000万人もの中高年女性が骨粗鬆症に悩まされている。このほか、カルシウムは細胞の増殖、筋肉の収縮、神経の興奮伝達、血液凝固などに欠かせ

ない役割をする。

成人はカルシウムを1日に600ミリグラムを目標として摂取する必要があるが、40歳から49歳の女性が食品から摂っているカルシウムは平均492ミリグラムに過ぎない。カルシウムを豊富に補給できる食品は牛乳、ヨーグルト、小魚、海藻、納豆、豆腐、緑黄色野菜などである。牛乳1杯、200ミリリットルにはカルシウムが220ミリグラムあるから、1日の摂取目標の3分の1を補給できる。摂取したカルシウムは30％ぐらいしか吸収されないので、効率よく吸収させるためにビタミンD、ビタミンC、ビタミンKとマグネシウム、鉄、亜鉛などを同時にバランスよく摂ることが必要である。

私たちの血液には鉄が3グラムほど含まれている。呼吸で取りこんだ酸素を体内に運ぶのは赤血球の血色素、ヘモグロビンの役目であるが、このヘモグロビンに鉄が含まれている。月経のある成人女性は1日に鉄を10ミリグラムほど補給しなければならないからレバー、海藻、煮干し、大豆製品などを積極的に摂取するとよい。鉄欠乏性貧血になると、動悸、息切れ、食欲不振などが起きる。女子大生の4人に1人は鉄が不足していて血液の比重が軽く、献血を断られている有様である。

【第90話】

中高年は飽食して肥満、若者は放食で栄養不足

かつて栄養状態が悪かった時代には結核や脚気（ビタミンB_1の欠乏症）が多く、国民病と言われていた。しかし、戦後の栄養改善によってこれらの感染症や欠乏症など低栄養型の疾患が姿を消し、それに替って栄養過剰型の疾患というべきがん、脳血管疾患、心疾患、糖尿病など生活習慣病が蔓延している。明治から第二次大戦後までは栄養不足、欠乏症の解消が疾病予防の課題であったが、最近は栄養過多による生活習慣病を予防することに代わった。

国民健康・栄養調査をみると、日本人の栄養摂取状況はどの栄養素についても平均摂取量が摂取推奨量を上回っているから栄養は十分であるようにみえる。しかし、平均値をみれば良好であるが、摂取過剰、あるいは摂取不足になっている人が多いのが問題である。カロリー摂取についてみれば、推定必要量の80〜120％の範囲を外れて過剰摂取の人が23％、摂取不足の人が23％いる。タンパク質では、過剰に摂取している人が48％、不足している人が12％あり、脂肪では、過剰の人が38％、不足している人が26％いる。

これを年齢層別にみてみると、男女ともに15〜39歳の世代ではカロリー摂取が推定必要量に比べて8〜13％も少なく、60歳以上では逆に11％も多い過剰摂取である。40歳以上の世代ならばタンパク質も15〜20％多く摂りすぎている。脂肪は15〜39歳の世代が適正範囲を超えて過剰に摂取している。20歳代の女性はダイエットをするためか、カロリーの摂取量が18％も少なく、体重が標準体重より20％軽い「やせ」が増加して25％になっている。

カルシウムは男女ともに15〜49歳で摂取目標量に比べて摂取量が12〜23％も少なく、15〜39歳の女性は鉄の摂取量が40％以上も足りない。ビタミンA、ビタミンB_1、B_2、ビタミンCなどは国民の平均値でみれば大過剰に摂取しているにもかかわらず、不足している人が10〜28％もいる。

まとめてみると、中高年層は必要以上に食べ過ぎて栄養過剰、若年層は朝食を抜く、無理なダイエットをするなど不自然な食生活をしているので栄養不足である。豊かな食生活ができる社会でありながら、飽食と栄養不足が共存しているのである。

【第91話】

中高年者は3人に1人が肥満

近年になって、中高年者の肥満が目立つようになった。肥満者の割合は30年前に比べると男性では50歳代で50％、60歳以上では倍近くに増えていて、30〜69歳の男性は3人に1人が肥満であり、女性でも50歳以上になれば同じように肥満者が多い。

中高年になると生きていくのに最低限必要な基礎代謝量が若いころに比べて２００キロカロリー以上少なくなるにもかかわらず、それに合わせて食事の量を減らしていないから過食になりやすい。そこへ運動不足が重なって肥満が急速に増えたのである。座位の生活が多い50〜69歳の男性ならば1日に必要なエネルギーは２０５０キロカロリーであるのに、平均して２１８２キロカロリーも食べているから11％の過剰摂取になっている。女性も50歳以上になると同程度の過剰摂取である。

食物に不自由しなくなったのでつい食べ過ぎるから肥満が増え、肥満があらゆる生活習慣病を誘発する。平成14年の国民健康・栄養調査によれば、50〜69歳の人は30〜55％が境界型を含めた高血圧、30～45％が高脂血症、20～30％が高血糖である。高血圧症患者は境界型を含めて３５００万人、高脂血症は３２００万人、糖尿病は予備軍を含めて２２００万人、骨粗鬆症は１０００万人である。これらの疾患に重複して罹っている人も多く、生活習慣病患者は人口の３分の１、約４０００万人に達している。

　腹８分目に食べて健康に過ごすことを忘れ、食物が有り余るほどあるのをよいことにして欲しいままに食べることから生活習慣病の蔓延が始まった。

中高年者の３人に１人は肥満者（BMI 25 以上の人の割合）

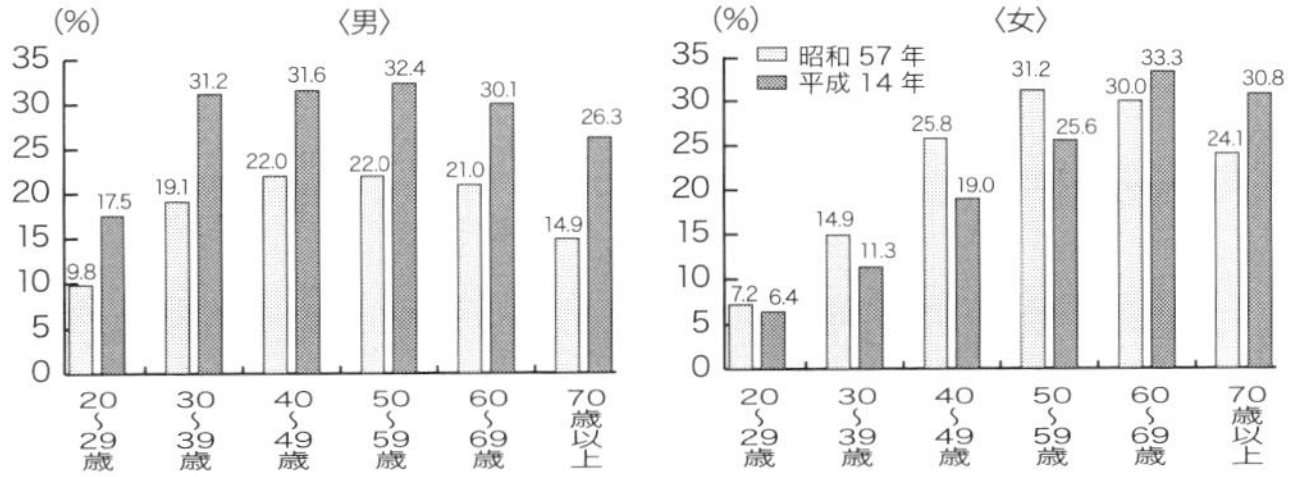

注：平成 14 年の女性の数値は妊婦を除外している。
平成 14 年　国民栄養調査結果概要　http://www.mhlw.go.jp/houdou/2003/12/h1224-4b.html による

【第92話】

メタボ肥満は立派な生活習慣病

食事で摂取したエネルギーが、身体活動で消費するエネルギーを上回る状態が長く続くと、過剰になったエネルギーが脂肪に変わり、皮下組織や内臓周辺に蓄積されて体重が増え肥満になる。体脂肪が成人男子なら体重の25％以上、女子なら30％以上になると肥満である。

しかし、通常は体脂肪率を測定する代わりに、体重と身長から次式によりＢＭＩ（肥満度）を計算して肥満の程度を判定している。

ＢＭＩ（肥満度）＝体重（ｋｇ）÷身長（ｍ）÷身長（ｍ）

男女ともにＢＭＩが22の場合に生活習慣病などに最も罹りにくいので、身長（ｍ）の２乗に22を乗じた値を標準体重（ｋｇ）と定め、体重が標準体重を20％オーバーしてＢＭＩ値が25以上になれば肥満と判定する。身長が１６５ｃｍなら標準体重は59・９ｋｇだから、体重が68・１ｋｇになると肥満である。

ことに内臓に脂肪が蓄積する内臓肥満になると、末梢組織でグルコースの取り込みが阻害されて血糖値が高くなり糖尿病が誘発される。さらに、血液中の中性脂肪、コレステロールが高くなり高脂血症にもなる。これらの症状がさらに進行すると動脈硬化が起こり、高血圧、虚血性心疾患、脳梗塞などを発症するリスクが20倍にもなる。また、脂肪過剰による大腸がん、子宮がん、乳がんの発症も多くなる。肥満でありながらこれら内臓脂肪症の症状が認められない人もいるが、そのような人は20％ほどに過ぎない。

　内臓脂肪面積が１００平方センチメートルを超えて、腹回りが男性なら85センチメートル、女性なら90センチメートル以上になり、さらに高血圧、高血糖、高血清脂質の初期症状が2症状以上現れているならば、「メタボリックシンドローム（内臓脂肪症候群）」と診断される。該当する人は40歳以上で２０００万人と推定されている。メタボ肥満は「究極の生活習慣病である」から、食事改善と運動により早期に解消しなければならない。

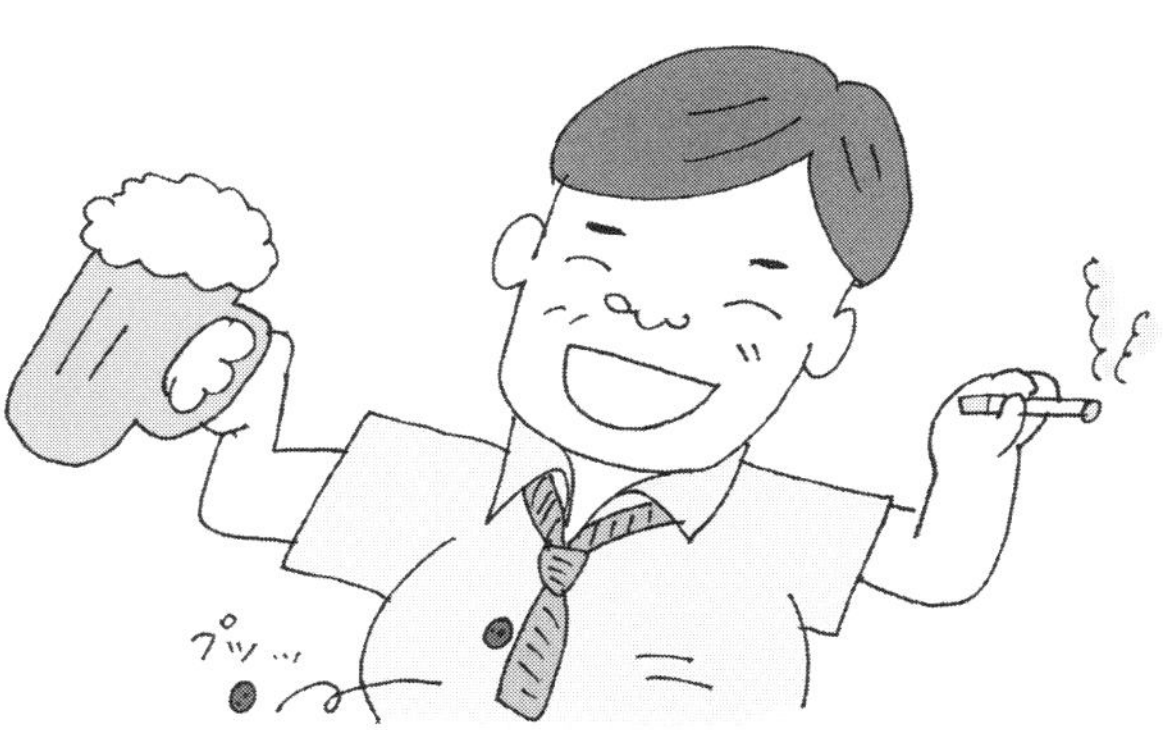

【第93話】

食事と運動のバランスをとる

日常生活に必要な食事のカロリーは生活活動の状況により異なる。1日の大部分を座ってテレビを見ながら過ごす静かな生活であれば基礎代謝量（横臥して安静にしている状態で必要なエネルギー量）の1・5倍、事務系の仕事に従事して、通勤、買い物、軽いスポーツなどをしていれば、1・75倍、肉体労働者やスポーツ選手などであれば2倍のエネルギーが必要になる。20歳代の男性で事務系会社員であれば、1日に2650キロカロリー、50歳代の専業主婦であれば1950キロカロリーぐらいが必要である。

しかし、男女ともに中高年者は平均してこの必要カロリーより10％ぐらいは多く食べ過ぎていて、3人に1人が肥満になっている。10％の食べすぎといえば約250キロカロリーになり、米飯なら茶碗に1杯（150グラム）、チョコパンかショートケーキなら1個（80グラム）に相当する。

食べすぎた250キロカロリーを消費するには、どのくらい運動する必要があるのか、体重60キログラムの男性を例にして示しておく。食べ過ぎは簡単だが、それを解消する運動は長時間続けなければならない。

普通の歩行（通勤、買い物）なら2時間

急ぎ足ウオーキング　70分

ジョギング（１２０ｍ／分）40分

縄跳び（60～70回／分）30分

テニス　40分

水泳（平泳ぎでゆっくり）　25分

この程度の運動を毎日継続すれば、体重の増加を防ぐダイエット効果があるだけではなく、足腰の筋肉や心臓を鍛え、身体の生命活動を活性化して体力、持久力をつけることができる。カロリーを気にして食べたいものも食べずに過ごすよりは、普通どおりに食べて、積極的に運動することをお勧めする。

飲食しながらテレビを見るときのカロリーのバランス

２時間テレビを見る間の消費カロリー：160kcal

飲食による摂取カロリー：

ビール１缶（350 ㎖）	140kcal
コーラ１缶（250 ㎖）	105
バター・ピーナッツ（25g）	150
ポテトチップス（20g）	110
ショートケーキ１個（75g）	255
ミルクチョコレート（20g）	110
合計	870kcal

北岡正三郎『入門栄養学』培風館、平成 18 年より

【第94話】

健康食品を利用する人が多い

誰しも老齢になっても健康で元気よく過ごしたいと思うものである。ところが中高年者には肥満と生活習慣病が蔓延している。飽食と運動不足の毎日を過ごし、加工食品や外食に頼る人任せの食生活を送っている人が多いのである。当然ながら、自分の食生活に自信が持てなくなり、３人に２人は将来の健康に大きな不安を抱いている。

しかし、主食、主菜、副菜を基本にバランスの良い食事をしよう、もっと運動しようと思っても、忙しい日常生活では難しい。そこで、テレビや雑誌で、痩せられる、血糖値が下がる、あるいは血圧が下がると宣伝している健康食品、サプリメントなどに飛びつく人が多い。最近の調査によると、健康食品やサプリメントを毎月、数千円で購入し、日常的に利用している人が３人に１人はいる。だから、健康食品全体の売上げは年間２・５兆円を超えている。

食物の役割はおいしく食べて、栄養素を補給することであるが、そのほかに体の調子を整え健康状態を良好にして、疾病を予防する健康増進効果（保健効果という）がある。この「保健効果」が優れている食品が健康に良いと言われるのであるが、どのような有効成分（機能性成分）がどのような保健効果を発揮するのかまだ十分には明らかにされていない。

現在までに人の臨床試験によって保健効果があると認められた食物成分は、食物繊維、乳酸菌、オリゴ糖と乳、大豆、イワシなどのオリゴペプチド、リノール酸、リノレン酸、ＥＰＡ、ＤＨＡなどの必須脂肪酸、ヘム鉄、大豆イソフラボン、ジアシルグリセロール、茶葉カテキンなどである。これら成分を多量に添加、強化した食品はその保健効果を臨床試験で証明できれば「特定保健用食品（トクホ）」の承認を受けて販売できる。現在、９００種類ほどの特定保健用食品が承認を受けて販売されている。（次ページ参照）

このほか、滋養強壮効果があるので民間療法に使われてきた朝鮮ニンジン、すっぽん、クロレラ、アロエ、プロポリス、ロイヤルゼリーなどが、有効成分や作用ははっきりしてはいないけれど、健康食品として広く利用されている。

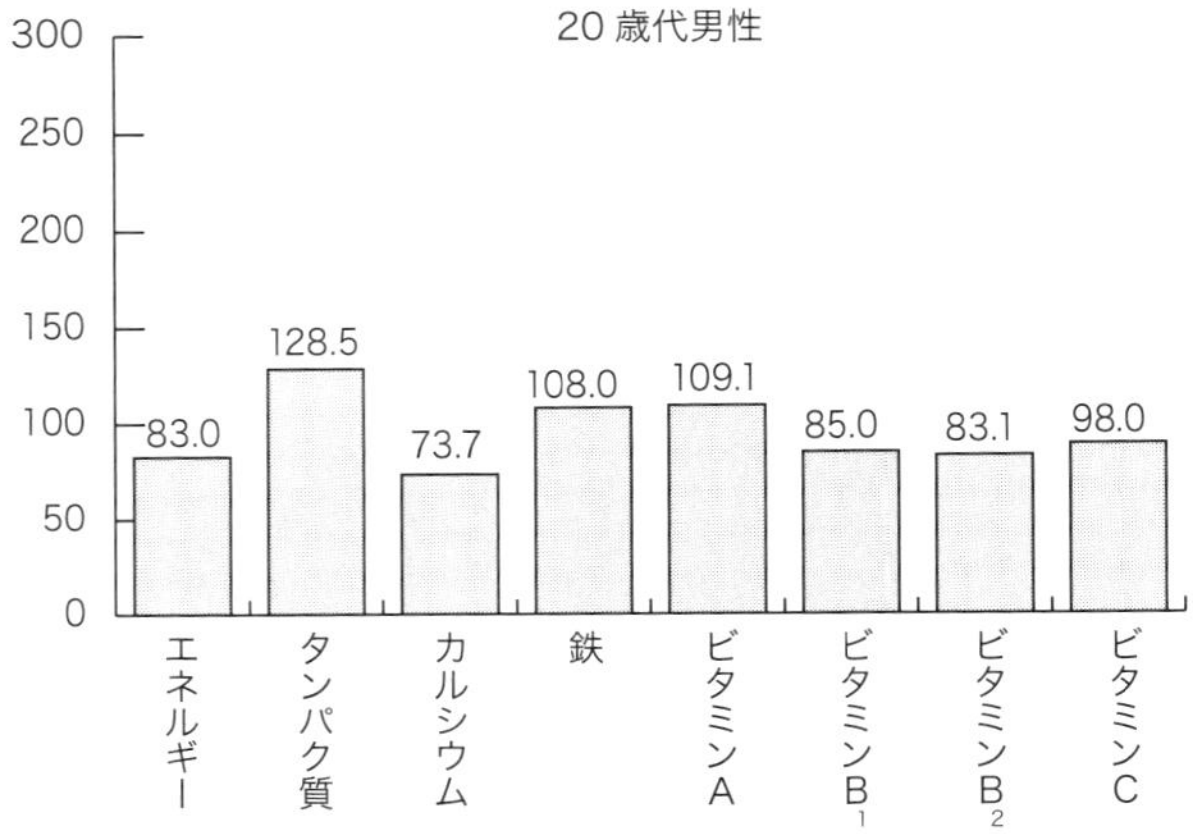

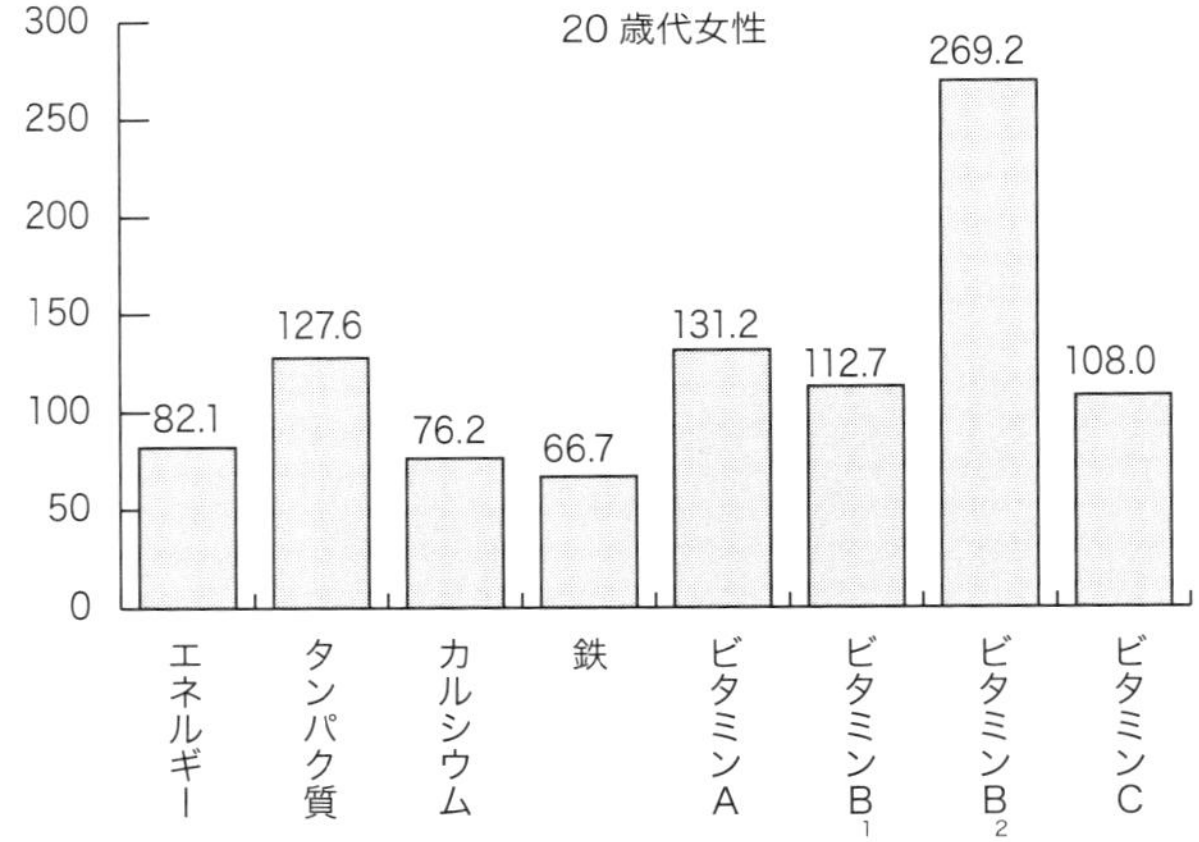

20 歳代の若者の栄養不足

栄養素等摂取量と食事摂取基準との比較（エネルギーは推定エネルギー必要量（身体活動レベルⅡ）、タンパク質、鉄、ビタミン A、B_1、B_2、C は推奨量、カルシウムは目標量を 100 としたときの値）
厚生労働省、国民健康・栄養調査、平成 16 年度による

特定保険用食品に使われている保健機能成分

表示内容	保健機能成分（関与成分）
お腹の調子を整える食品	イソマルトオリゴ糖、ガラクトオリゴ糖、ポリデキストロース、キシロオリゴ糖、グアーガム分解物、サイリウム種皮、ビール酵母由来の食物繊維、フラクトオリゴ糖、ポリデキストロース、ラクチュロース、寒天由来の食物繊維、小麦ふすま、大豆オリゴ糖、低分子化アルギン酸ナトリウム、難消化性デキストリン、乳果オリゴ糖、ビフィズス菌、乳酸菌等
血圧が高めの方に適する食品	カゼインドデカペプチド、かつお節オリゴペプチド、サーデンペプチド、ラクトトリペプチド、杜仲葉配糖体
コレステロールが高めの方に適する食品	キトサン、サイリウム種皮由来の食物繊維、リン脂質結合大豆ペプチド、植物スタノールエステル、植物ステロール、低分子化アルギン酸ナトリウム、大豆たんぱく質
血糖値が気になる方に適する食品	L-アラビノース、グァバ葉ポリフェノール、難消化性デキストリン、小麦アルブミン、豆鼓エキス
ミネラルの吸収を助ける食品	CCM（クエン酸リンゴ酸カルシウム）、CPP（カゼインホスホペプチド）、フラクトオリゴ糖、ヘム鉄
食後の血中の中性脂肪を抑える食品	ジアシルグリセロール、グロビン蛋白分解物
虫歯の原因になりにくい食品	マルチトール、パラチノース、茶ポリフェノール、還元パラチノース、エリスリトール
歯の健康維持に役立つ食品	カゼインホスホペプチド非結晶リン酸カルシウム複合体、キシリトール、マルチトール、リン酸一水素カルシウム、フクロノリ抽出物（フノラン）、還元パラチノース、第二リン酸カルシウム
体脂肪がつきにくい食品	ジアシルグリセロール、ジアシルグリセロール植物性ステロール（β-シトステロール）
骨の健康が気になる方に適する食品	大豆イソフラボン、乳塩基性タンパク質

http://www.fukushihoken.metro.tokyo.jp/anzen/hoei/hoei_003/hoei_003.html

【第95話】 ビタミンのサプリメント効果

ビタミンやミネラルは少しぐらい摂取不足になっていても、すぐに欠乏症状が現れることはないから気付かずに過ごしやすい。とくに不規則な食生活を送っている若年者は知らず知らずのうちにビタミンやミネラルの摂取不足になりがちであるから、サプリメントを飲んで積極的にビタミンやミネラルを補給するとよい。

平成13年からそれまで医薬部外品として販売されていた12種類のビタミン（ビタミンA、B_1、B_2、B_6、B_{12}、C、D、E、ナイアシン、パントテン酸、ビオチン、葉酸）と、5種類のミネラル（亜鉛、カルシウム、鉄、銅、マグネシウム）は、1日に必要な摂取目安量の数倍程度を配合した錠剤、あるいはカプセルが「栄養機能食品」として販売されている。これを使えば、若者に不足しがちなビタミンB_1やB_2は食事で摂れる量の数倍、カルシウムや鉄は2倍程度が補給できる。

ビタミンやミネラルの生理作用は極めて広いから、少量で欠乏症状を予防するだけでなく、多量に服用すれば総合的な健康増進、疾病予防にも効果があると期待できる。すでにいくつかのビタミンには発がん予防、免疫増強、疲労回復、ストレス緩和、老化遅延などの効果があることが動物実験で確かめられている。アメリカでは健康増進あるいは疾病の予防や代替治療に使うため、ビタミン、ミネラル、アミノ酸、ハーブなどを多量に配合した錠剤、カプセルやゼリーが「ダイエタリーサプリメント（栄養補助食品）として利用されている。

しかし、これらの保健効果があることを人について臨床実験で証明することは難しい。かつて、ビタミンA（β―カロテン）に肺がん予防効果があることを証明しようとして、延べ14万人を対象にしてβ―カロテンを数年間投与する疫学調査が数カ国で行われたが、結果は判然とはしなかった。

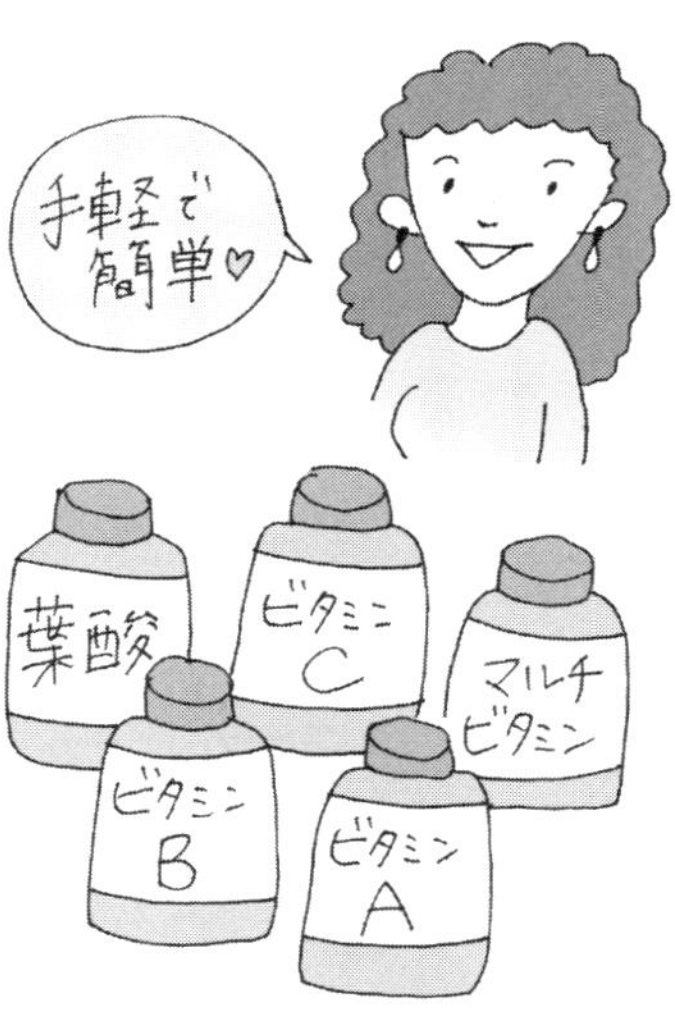

【第96話】

整腸効果がある食物繊維や乳酸菌

快食、快眠、快便、は健康のバロメータである。野菜や穀物は繊維が多いので昔から便通を良くすると言われてきた。良好な状態の便を毎日規則正しく排便して腸内の環境を健全にする「整腸作用」がある食物繊維、乳酸菌とオリゴ糖などが特定保健用食品に利用されている。

野菜や穀類に多量に含まれているセルロース、ヘミセルロース、リグニンなどは消化器内で消化、吸収されずにそのまま排泄される。これら食物繊維は腸内で膨潤して便量を増やして排便を容易にする効果があり、また有害な糞便の腸内滞留を短くするので大腸がんを予防するとも期待されている。果実に多いペクチン、海藻に含まれている寒天、アルギン酸などの多糖類も消化、吸収されない食物繊維であり、腸内で水に溶けてゲル状になりグルコースやコレステロールの吸収を妨げるから、食後の血糖値や悪玉コレステロールを低下させる特定保健用食品に認定されている。

食物繊維は1日に18～27グラムを摂取するとよいのだが、最近では穀物や野菜を食べることが少なくなり14グラム程度しか摂れていない。そこで、食物繊維を多く配合した清涼飲料、クッキーなど「お腹の調子を整える」特定保健用食品で補給するとよい。

私たちの腸内には500種類もの腸内細菌が繁殖している。その内、ビフィズス菌や乳酸菌は乳酸や酢酸を生成して腸内を酸性にするので、有害菌の増殖を防ぎ、大腸を刺激して便秘を解消する効果がある。老齢になると腸内のビフィズス菌は減少するので、特定保健用食品として認められているヨーグルトや醗酵乳酸飲料を飲んで生菌を直接に補給するか、ビフィズス菌や乳酸菌の増殖を促進するオリゴ糖や食物繊維などを配合した特定保健用食品を摂るのがよい。乳酸菌にはこのほかに、血清コレステロール低下や血圧降下、発がん予防、免疫増強、老化遅延などが期待できるのであるが、その効果はまだ人の臨床試験で証明されてはいない。

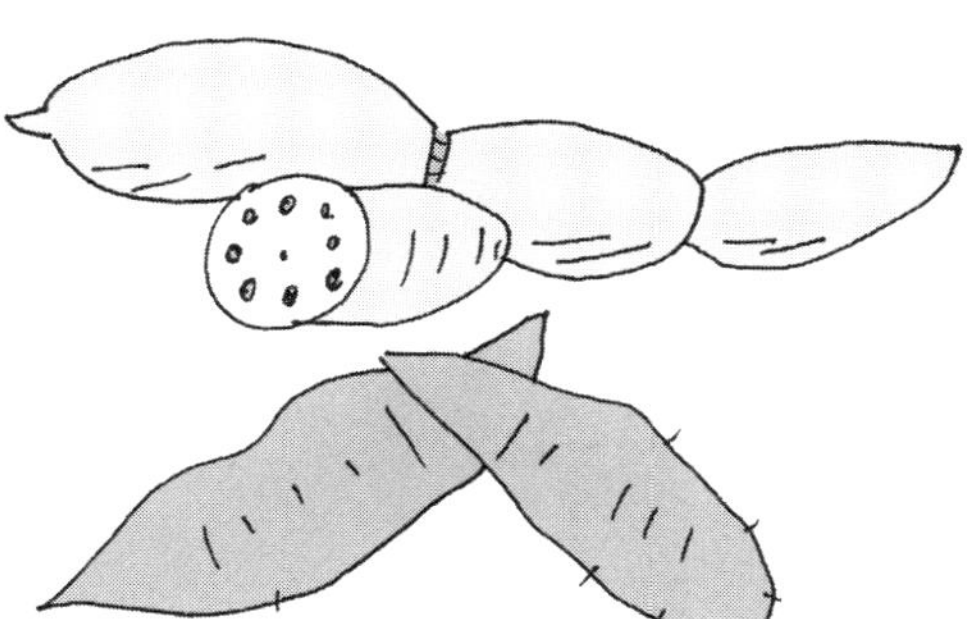

【第97話】

体脂肪と骨粗鬆症が気になる人に

魚油、特に青魚の油に多く含まれているEPAとDHAは体内では合成できない必須不飽和脂肪酸であり、血清コレステロールや中性脂肪の低下、血管、血液の性状改善、血栓予防、脳神経機能の維持などの生理効果がある。EPAとDHAは1日に1グラム以上摂取するのが望ましいが、最近では魚を食べることが減ってきているので700ミリグラム程度しか摂取できていない。EPAとDHAを配合した飲料が血清の中性脂肪を低下させる効果のある特定保健用食品に承認されている。

食用油の化学成分はトリアシルグリセロール（中性脂肪）であり、腸内で脂肪酸と2—モノアシルグリセロールに分解されて吸収され、体内で再び中性脂肪に戻って蓄積される。ところが、トリアシルグリセロールと化学構造が似ているジアシルグリセロールは体内で中性脂肪に戻りにくい。そこで、ジアシルグリセロールを食用油に使えば、油としての性質はほとんど変わらないが、食後、血中への移行が少なく体脂肪として蓄積されにくい。ジアシルグリセロールを使った食用油は特定保健用食品に承認されている。

茶葉のカテキンは食事で摂った脂肪の体内分解を促進して体脂肪の蓄積を抑制する効果があるので、茶葉カテキンを通常のお茶の5倍くらいに濃く配合した緑茶飲料が特定保健用食品として利用されている。

大豆イソフラボンを加えた味噌や飲料が骨量を増やして骨粗鬆症を予防する特定保健用食品になっている。大豆イソフラボンは大豆の胚芽に多いフラボノイド化合物であるが、化学構造が女性ホルモン、エストロゲンに似ているので穏やかなホルモン作用がある。女性は閉経後、女性ホルモンの分泌が低下して骨の溶出が多くなり骨量が減少しやすいが、大豆イソフラボンはそれを防ぐと証明されている。

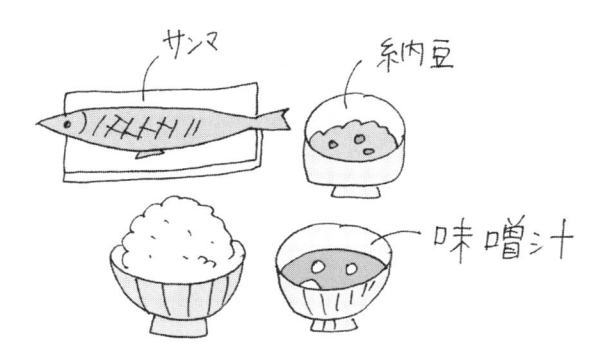

【第98話】

健康食品は効くのか、効かないのか

多くの健康食品が利用されているが、実際に効くのか、効かないのか、判断するポイントを説明してみよう。

1 健康食品の効果は体のリズムを整え、健康状態を良くして病気を予防する保健効果であり、医薬のように病気を治療できるものではない。したがって、臨床試験で効果があると証明された特定保健用食品であっても、「血圧を下げる」など治療効果と紛らわしい表示をすることは禁止されている。「血圧が高めの人に勧める」などと穏やかに効果を表示しなければならない。

2 特定保健用食品は医薬と混同しないよう錠剤やカプセルにしないで、飲料、ビスケットなど「食品の形態」に加工されている。

3 特定保健用食品であっても、その効果は医薬のように劇的でなく、徐々に現れ、しかも穏やかである。効果が現れるまでには少なくても1カ月ぐらいは摂取する必要があり、摂取をやめれば元の状態に戻る。

4 特定保健用食品は効果があると臨床試験で証明されていても、全ての人に同じような効果があるわけではない。体質や体調などには個人差があるから、20人が摂取すれば1人や2人には効果がないのが普通である。

5 健康食品の有効成分は日常の食材にも含まれているものが多いから、普通の食事をしていればわざわざ健康食品で補給するまでもない。また健康食品で補給しても、三度の食事をきちんと摂って良好な栄養状態を維持していないと効果は期待できない。だから、特定保健用食品には必ず「食生活は主食、主菜、副菜を基本に、食事はバランスよく」と注意書きが表示されているのである。

6 朝鮮ニンジン、ロイヤルゼリー、プロポリスなど、有効成分や特定の効能がはっきりしていないものも健康食品として販売されている。そのなかには、「臨床試験で効果があると証明されていない」という理由で一概に効果を否定することができないものもある。免疫増強、疲労回復、老化遅延などの効能は短期間の臨床試験で証明できるものではなく、また、血圧や血糖値を測定するように効果の有無を簡単に判定することもできないからである。試しに数か月摂取してみて調子が良ければ続ければよく、それでなければ止めればよい。

7 「誰でも必ず激やせ」「ガンが治る」など誇大広告をしている健康食品もある。国民生活センターに寄せられる苦情相談は年間1万5000件もあり、実際に健康被害が出たケースもある。

【第99話】

健康食品を盲信してはならない

食物が健康に深いかかわりがあることを知り、食生活によって自分の健康を管理しようとすることはよいことなのであるが、近年の健康食品ブームには少なからぬ行き過ぎと誤解がある。

たしかに、メタボ肥満、高血圧、糖尿病、高脂血症などは食事と関係の深い「食源病」とでもいうべきものではあるが、さりとてこれらの病気を確実に予防したり、直したりできる特別な食物はないのである。また、保健効果があると証明されている食物繊維、ＥＰＡ、ＤＨＡ、イソフラボンなどは日常の食事で多かれ少なかれ摂取しているから、特別の事情でもない限りわざわざ健康食品で補給するまでもない。

ただ、個人の生活状況や身体状況によって、時として生じる食生活の偏りを健康食品によって補正しようとするのであれば意味がある。しかし、保健効果があることが科学的に証明されている特定保健用食品であっても、その効果は穏やかなものであって、進行してしまった生活習慣病の治療には役立たない。膝や腰の関節の痛みを和らげると宣伝されているヒアルロン酸やコラーゲン、コンドロイチン硫酸、グルコサミンなどは、そのまま体内に吸収されて患部の関節に到達するという証拠はない。

もちろん、中高年者の体の不調、疲労、腰痛、膝痛などは病院で受診しても治りにくいものであるから、元気が出る、疲労が回復する、痛みが和らぐなどとテレビや雑誌で宣伝している健康食品を利用したくなる心理は分からぬでもない。しかし、宣伝している効果を盲信して、食生活をいい加減にするようでは何にもならない。

とにかく、主食、主菜、副菜を基本にしてバランスの良い食事を規則正しく摂り、適度の運動をすることが重要なのである。その上で、健康食品を利用するのであれば、科学的根拠のある「特定保健用食品」を利用することをお勧めする。体に良いと宣伝している健康食品さえ摂っていれば、健康は維持できると安易に考えてはならない。

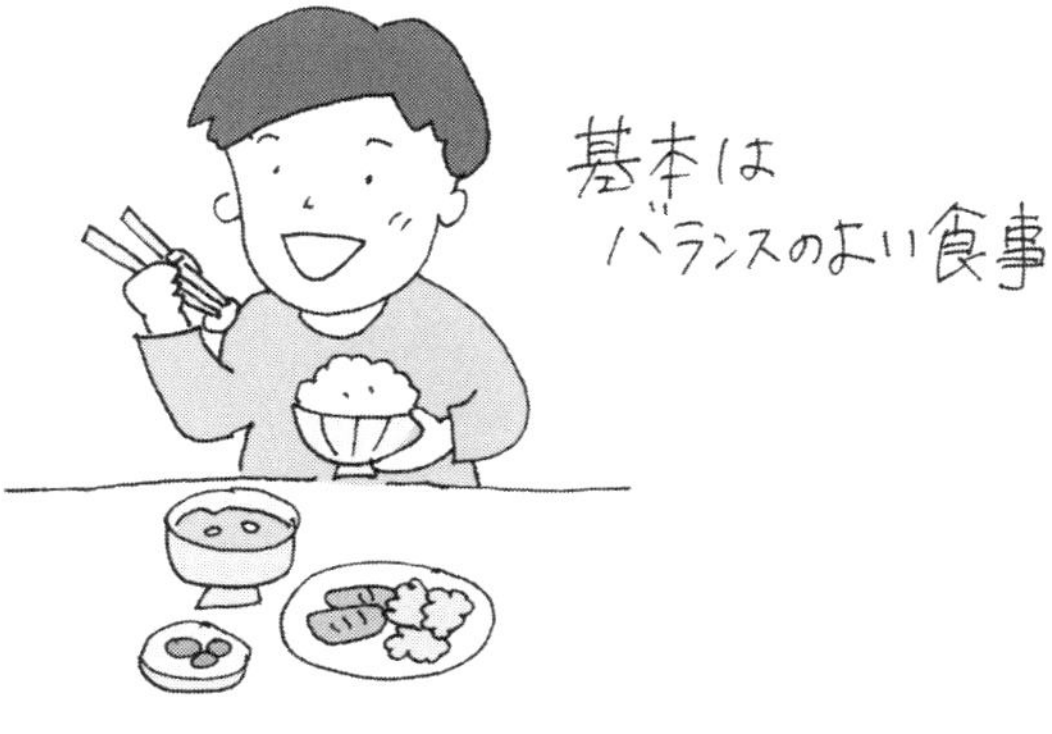

【第100話】 健康づくりのための食生活指針

私たちが日常に過ごしている食生活は豊かであり、便利であり、栄養状態も充足しているのであるが、無駄が多く、直さなければならないところも多い。心身共に健康に暮らすためにはどのような点に注意して食生活をすればよいのだろうか。

最も大切なことは、主食、主菜、副菜を基本にして、バランスの良い食事を、1日、三度きちんと摂ることである。当たり前のことと思われるかもしれないが、実行できていない人が若年層なら3割はいる。

食事を作るときに最も苦労するのは栄養バランスをどうすればよいのかということであるらしい。そこで目安になるのは厚生労働省が作成した「食事バランスガイド」である。バランスガイドには料理の皿数（SV単位）が図示してあるから（次頁参照）、1日に主食として御飯、パン、麺を5皿、主菜には肉、魚、卵、大豆料理などを3皿、副菜は野菜、きのこ、芋、海藻料理などを5皿、牛乳を1本、果物を2個を食べるようにすると、1日、2000キロカロリーから2400キロカロリーの栄養がバランスよく摂れる。多少の過不足があっても、毎日でなければ気にすることはない。糖質を○○グラム、タンパクを○○グラムというのでないから誰にでも実行できる。外食やコンビニ弁当ばかりではカロリーやタンパク質、脂肪の摂り過ぎ、野菜不足になりやすい。

そして、自分の適正な体重を知り、日々の活動に見合った食事を摂って体重をコントロールし、肥満を防止する。これは7割ぐらいの人が実行している。適度な運動、禁煙、適量の飲酒、朝食を摂る、間食を制限する、十分な睡眠をとる、など生活習慣の改善に努める。

科学的根拠のない食情報に惑わされていては安心して食べるものが選べない。食品表示を積極的に活用して安心できる食品を選ぶ。農薬や食品添加物を残留基準や使用基準を超えて口にすることは、めったにないからそれほど心配しなくてもよい。科学的根拠の少ない健康食品には大きな期待をしないほうがよい。

食事には空腹を満たし生命を養うだけでなく、心と人間関係を培う大切な役目があることを知ってほしい。食卓を囲む親子の楽しい会話で家族の絆を確かめ、地場の旬の食材で郷土料理などを作って地域の人たちとの交際を深めよう。

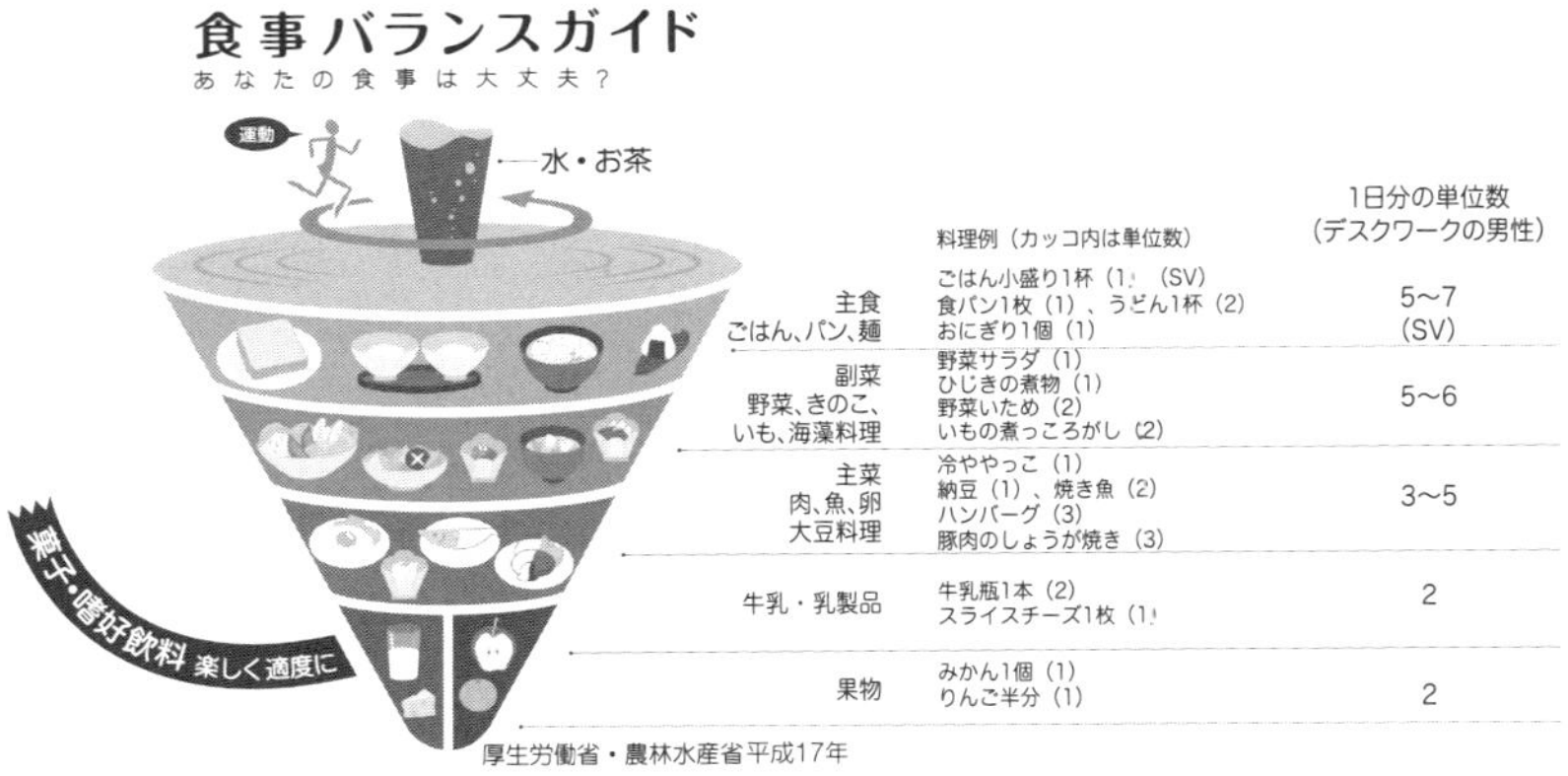

厚生労働省・農林水産省平成17年

食生活で気をつけていること（男女別）

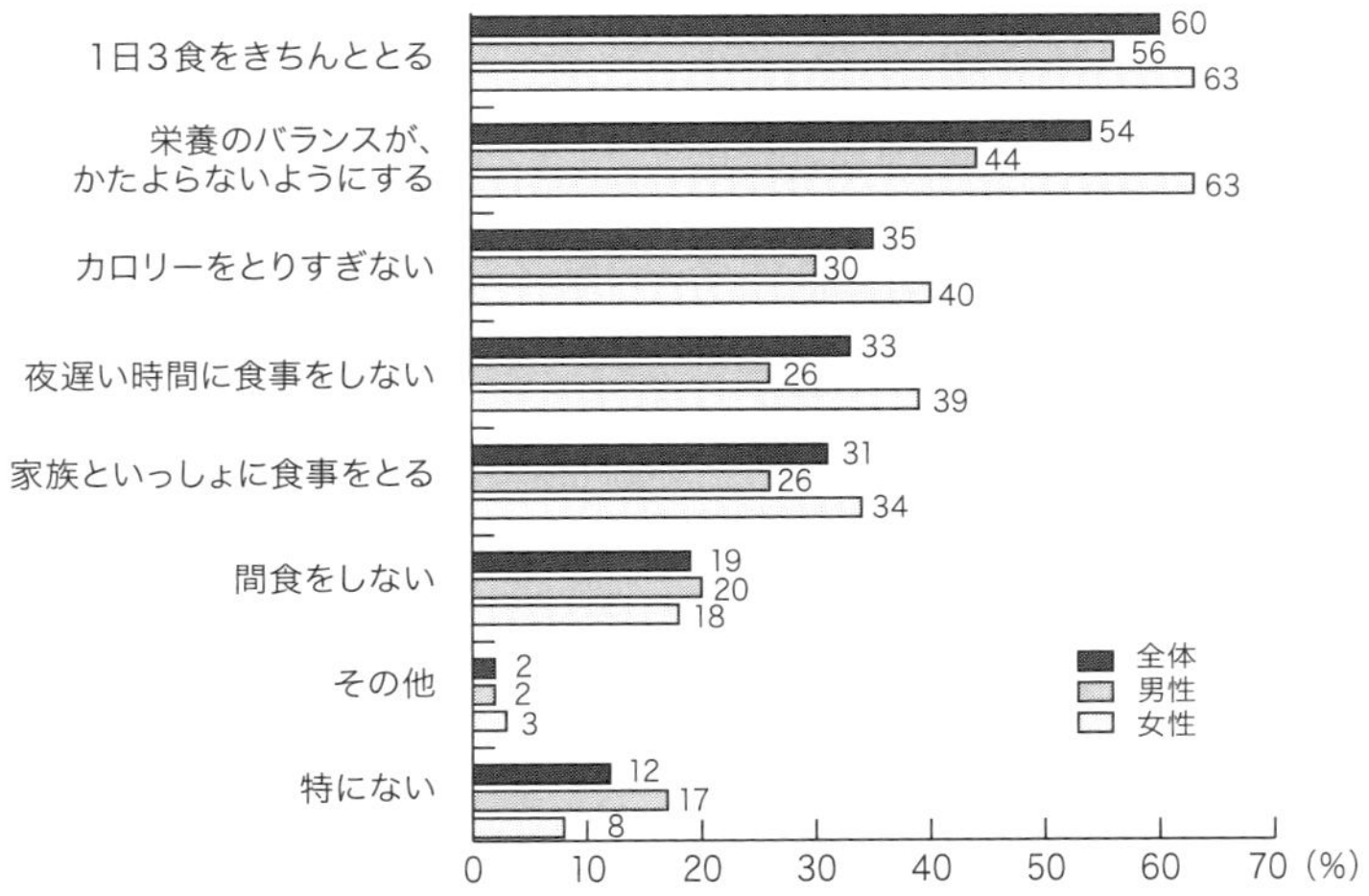

資料：NHK 放送文化研究所「食生活に関する世論調査」平成 18 年、
NHK 放送文化研究所編『崩食と放食』NHK 出版、生活人新書、平成 18 年より

健康作りのための食生活指針

○食事を楽しみましょう。
- 心とからだにおいしい食事を、味わって食べましょう。
- 毎日の食事で、健康寿命をのばしましょう。
- 家族の団らんや人との交流を大切に、また、食事づくりに参加しましょう。

○１日の食事のリズムから、健やかな生活リズムを。
- 朝食で、いきいきした１日を始めましょう。
- 夜食や間食はとりすぎないようにしましょう。
- 飲酒はほどほどにしましょう。

○主食、主菜、副菜を基本に、食事のバランスを。
- 多様な食品を組み合わせましょう。
- 調理方法が偏らないようにしましょう。
- 手作りと外食や加工食品・調理食品を上手に組み合わせましょう

○ごはんなどの穀類をしっかりと。
- 穀類を毎食とって、糖質からのエネルギー摂取を適正に保ちましょう。
- 日本の気候・風土に適している米などの穀類を利用しましょう。

○野菜・果物、牛乳・乳製品、豆類、魚なども組み合わせて。
- たっぷり野菜と毎日の果物で、ビタミン、ミネラル、食物繊維をとりましょう。
- 牛乳・乳製品、緑黄色野菜、豆類、小魚などで、カルシウムを十分にとりましょう。

○食塩や脂肪は控えめに。
- 塩辛い食品を控えめに、食塩は１日10g未満にしましょう。
- 脂肪のとりすぎをやめ、動物、植物、魚由来の脂肪をバランスよくとりましょう。
- 栄養成分表示を見て、食品や外食を選ぶ習慣を身につけましょう。

○適正体重を知り、日々の活動に見合った食事量を。
- 太ってきたかなと感じたら、体重を量りましょう。
- 普段から意識して身体を動かすようにしましょう。
- 美しさは健康から。無理な減量はやめましょう。
- しっかりかんで、ゆっくり食べましょう。

○食文化や地域の産物を活かし、ときには新しい料理も。
- 地域の産物や旬の素材を使うとともに、行事食を取り入れながら、自然の恵みや四季の変化を楽しみましょう。
- 食文化を大切にして、日々の食生活に活かしましょう。
- 食材に関する知識や料理技術を身につけましょう。
- ときには新しい料理を作ってみましょう。

○調理や保存を上手にして無駄や廃棄を少なく。
- 買いすぎ、作りすぎに注意して、食べ残しのない適量を心がけましょう。
- 賞味期限や消費期限を考えて利用しましょう。
- 定期的に冷蔵庫の中身や家庭内の食材を点検し、献立を工夫して食べましょう。

○自分の食生活を見直してみましょう。
- 自分の健康目標をつくり、食生活を点検する習慣を持ちましょう。
- 家族や仲間と、食生活を考えたり、話し合ったりしてみましょう。
- 学校や家庭で食生活の正しい理解や望ましい習慣を身につけましょう。
- 子どものころから、食生活を大切にしましょう。

注：文部省、厚生省、農林水産省、平成12年決定（呼称は当時のまま）

終わりに

あなたの理解と協力が求められている

私たちの食生活はかつてないほどに豊かで便利にはなっているが、その内容を調べてみると決して健全な状態にあるとは言えず、考え直すべき多くの問題を抱えている。そのいくつかを挙げてみると家庭での食事作りを忙しい生活の片隅に追いやり、朝食を抜き、昼はコンビニ弁当、夕食は外食と他人任せの食事をしている人が多い。日本人の主食であったご飯は3割ほどがパン食に変わり、伝統の和食が少なくなり、和、洋、中華の混成料理になっている。家庭で調理をしたものを家族そろって食べ、食卓を囲んで団欒することが少なくなった。これでは子供に食べ物の大切さや食事の作法を教えることができない。食料が国内では40％しか自給できなくなったのに、地域の農業を活用しようとせずに、多量の食料を輸入してノー天気に過ごしている。

中高年者は必要以上に食べるから肥満になって生活習慣病に苦しんでおり、若年者は不規則な食生活をしているので栄養不足気味である。このような状態で食品添加物や残留農薬だけを敬遠してみても健康に暮らせるわけがない。バランスの良い食事をきちんと摂らなければ、サプリメントや健康食品を使っても効果は期待できない。

このような食生活は「食べること」本来の在り方を逸脱しているように思えてならない。少なくとも諸外国ではあまり見ることのない憂慮すべき状況なのである。そして、これらの歪んだ「食」の現実には行政の指導や生産者の努力だけではどうにもならないことが多く、それを改善するためには消費者である私たちの理解と協力が必要になる。日本の「食」が今後より健全なものになるか、ならないかは、私たちの毎日の食事のありかた次第なのである。

そこで、国民の食行動を改善するため、食育運動が始まった。まず、児童、生徒を対象にして学校で「健全な食生活を実践する知識と習慣」を教えるのである。そして大人も食生活を考え直すことが必要であるから、家庭、職場、地域社会でも食育が進められている。

著者は食育を実践しておられる教師、栄養士、母親などの参考になるように、我が国の食料事情、食品の安全性、食事と健康などについて必要な情報を1話８００字の食育ブログで発信してきた。本書はその中から好評を得たものに加筆をし「食育百話」として編集したものである。読者が毎日の食生活を考え直してみられるのにお役にたてればうれしい。

終わりになりましたが、本書を刊行する機会を与えて下さった株式会社筑波書房社長　鶴見治彦氏に厚く感謝いたします。

２０１１年　春を待ちつつ

著者

【著者略歴】

橋本直樹［はしもとなおき］

京都大学農学部農芸化学科卒業　農学博士　技術士
キリンビール㈱　開発科学研究所長、ビール工場長を歴任して常務取締役で退任。㈱紀文食品顧問、㈶環境科学総合研究所理事、東京農業大学講師を経て、帝京平成大学教授（2010年まで）

【主要著書】

『食の健康科学』（第一出版）、『見直せ　日本の食料環境』（養賢堂）、『日本人の食育』（技報堂出版）、『食品不安』（NHK出版、生活人新書）、『ビール・イノベーション』（朝日新聞出版、朝日新書）など

日本の食が危ない

大人の食育百話

2011年2月28日　第1版第1刷発行

【著　者】橋本直樹

【発行者】鶴見治彦

【発行所】筑波書房

東京都新宿区神楽坂2-19　銀鈴会館ビル
〒162-0825
電話　03-3267-8599
振替　00150-3-39715
http://www.tsukuba-shobo.co.jp/

印刷・製本＝平河工業社
ISBN978-4-8119-0379-8 C0036 ¥1500E

＊定価はカバーに表示してあります。